胡志希 主编

中医望诊识病

彩色图解

U0235254

化学工业出版社

·北京·

内容简介

本书通过 360 余幅临床典型彩色图片，全面介绍中医望诊的基本内容：全身望诊，包括望神、色、形、态四方面；望舌，包括望舌质和望舌苔；局部望诊，包括望头面、五官等；望排出物；望小儿指纹；微观望诊，包括胃镜像、结肠镜像和冠状动脉造影等；脏腑病证的望诊特点及临床案例分析，包括心系病证、肺系病证、脾胃病证、肝胆病证、肾系病证、脏腑兼证望诊。

本书以观察图片的临床特点为核心，全面注解望诊的基本内容与表观特征，并分析其临床诊断价值，确定其病位与病性，为读者提供经典图片及临床案例，便于读者准确运用望诊方法收集病情资料，实现精准诊断。本书适合临床医师、中医及中西医结合专业学生、中医爱好者阅读参考。

图书在版编目（CIP）数据

中医望诊识病彩色图解 / 胡志希主编． -- 北京：化学工业出版社，2024. 11. -- ISBN 978-7-122-46480-4

Ⅰ. R241.2

中国国家版本馆 CIP 数据核字第 20243XD714 号

责任编辑：陈燕杰　　　　　　　加工编辑：翟　珂　张晓锦
责任校对：李雨晴　　　　　　　装帧设计：关　飞

出版发行：化学工业出版社
　　　　　（北京市东城区青年湖南街 13 号　邮政编码 100011）
印　　装：中煤（北京）印务有限公司
710mm×1000mm　1/16　印张 14　字数 225 千字
2025 年 1 月北京第 1 版第 1 次印刷

购书咨询：010-64518888　　　　售后服务：010-64518899
网　　址：http://www.cip.com.cn
凡购买本书，如有缺损质量问题，本社销售中心负责调换。

定　　价：69.00 元　　　　　　　　　　版权所有　违者必究

编审人员名单

主　编　胡志希

副主编　刘旺华　李　琳　胡思远　廖晓倩
　　　　刘建和　车志英　陈　娟　杨　梦

编　者　刘旺华　李　琳　胡思远　廖晓倩
　　　　刘建和　车志英　陈　娟　杨　梦
　　　　杜　佳　李金霞　梁　昊　朱沁泉
　　　　王真权　熊广华　曾逸笛　凌　智
　　　　姜　泱　徐　佳　李欣春　叶嘉豪
　　　　王啸轶　谭朵廷　孟骊冲　谈宇权
　　　　廉　坤　方　格　罗　鹏　张　垚
　　　　吴子政　陈明远　李　鑫　李沛铫
　　　　欧阳吉　赵震宇　徐月杭　谢雨宏
　　　　袁　聪　熊霞军　舒扬青　李伟军
　　　　苏　畅　张宇彬　朱　鑫　戴　伟

主　审　彭清华

前言

　　望诊是指医生运用视觉对人体的全身情况、局部表现、舌象、排出物、小儿指纹等方面进行观察，以了解健康状况，测知病情的方法。"望而知之谓之神"，望诊是四诊之首，是最具特色的诊断方法。但现代中医临床望诊面临一系列挑战，由于传统望诊是肉眼观察，属于经验性的、宏观的、非定量的，在科技日新月异的今天，各种理化检查和仪器诊断，极大地延伸了我们的视野，各种高精像素的图片为望诊精准诊断提供可能，特别是一些动态视频能完整记录病理全程。因此，我们编写《中医望诊识病彩色图解》，通过丰富而典型的望诊图片，以及真实临床案例，进行深入分析，使望诊精准化、标准化。

　　本书体例遵循"十四五"规划教材《中医诊断学》望诊部分，同时整合历代各家望诊资料，注重望诊国家标准操作规程，特别是望诊方法与注意事项。本书独特之处在于其突出的临床案例展示、较高质量的图片以及对微观望诊的关注。书中的图片清晰度较高，能够为学习者提供更直观、更具体的观察参考。微观望诊使本书更贴近现代诊断需求，更符合新时代医学教育的发展趋势。全身望诊的图片资源丰富，使医生能更全面地掌握望诊技能并运用于临床。

　　湖南中医药大学中医诊断学国家重点学科、国家精品课程、全国黄大年式教师团队为本书提供了大力支持，特别感谢河南中医药大学车志英教授提供了大量的典型图片、湖南中医药大学第一附属医院刘建和教授提供了微观望诊的内容，使本书增色不少。

　　由于本书编写时间有限，加之编者水平有限，可能存在一些不足之处，真诚希望广大读者批评指正。

胡志希
于湖南中医药大学

目录

第三章　望舌　/ 037

第四章　局部望诊　/ 065

第五章　望排出物 / 129

第六章　望小儿指纹 / 139

第一章

绪论

　　望诊是指医生运用视觉对人体的全身情况、局部表现、舌象、排出物、小儿指纹等方面进行观察，以了解健康状况，测知病情的方法。望全身情况包括望神、色、形、态四个方面，望局部表现包括望头面、五官、颈项、躯体、四肢、二阴、乳房、皮肤等，望排出物包括望痰、涕、涎、呕吐物及排泄物等，望舌包括望舌质、舌苔等，儿科有望示指络脉的诊法。此外，本书增加了微观望诊的内容。

望诊的基本原理与意义

中医学通过长期的临床实践观察，认识到人体的脏腑与体表存在密切联系。外部的表现可以反映内在脏腑、气血、经络的病变，人体是一个有机的整体，脏腑通过经络气血与皮肉脉筋骨、五官九窍、四肢百骸密切联系，生理上相互关联，病理上相互影响。脏腑的生理病理状态一旦发生改变，局部症状也随之发生变化。因此，通过观察局部表现，就可以推测相关脏腑的功能状态。通过审察反映于外的各种疾病现象，在中医理论指导下，进行分析、综合、对比、判断，便可求得对疾病本质的认识。中医望诊的基本原理主要体现在司外揣内、见微知著、以常衡变等方面。

一、望诊的基本原理

（一）司外揣内

外，指因疾病表现出的"症""候""象"，包括症状、体征；内，指脏腑、气血等内在的功能状态和病理本质，司外揣内即通过诊察其反映于外部的现象，便可测知机体内在的变化情况（图1-1-1），故《丹溪心传》云"有诸内者，必形诸外"。《灵枢·本脏》说："视其外应，以知其内藏，则知所病矣。"说明脏腑与体表是内外相应的，观察外部的表现，可以测知内脏的变化，从而了解疾病发生的部位、性质，认清内在的病理本质，便可解释显现于外的证候。望诊是中医象思维的具体体现，通过对事物具体的、生动的、直观的形象及其外部联系的关注，启发想象，从而抓取到表象背后的隐喻、本质。中医望诊把人体当作一个"黑箱"，在不打开黑箱的前提下，根据输入信息和输出信息，了解该系统规律，从而判断体内的结构和功能，这和信息论、控制论的观点是一致的。

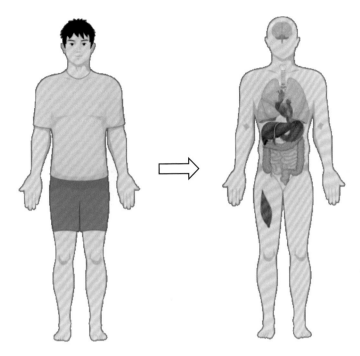

图 1-1-1　司外揣内

（二）见微知著

微，指微小、局部的变化；著，指明显的、整体的情况。见微知著是指机体的某些局部的、微小的变化，常包含着整体的生理、病理信息，局部的细微变化常可反映出整体的状况。如《灵枢·大惑论》云："五脏六腑之精气，皆上注于目而为之精。精之窠为眼，骨之精为瞳子，筋之精为黑眼，血之精为络，其窠气之精为白眼，肌肉之精为约束。"后世据此发展为"五轮"学说，指出从眼睛可以看出五脏的某些生理病理变化。《素问·刺热篇》记载五脏热病在发生之前有面赤预示："肝热病者，左颊先赤；心热病者，颜先赤；脾热病者，鼻先赤；肺热病者，右颊先赤；肾热病者，颐先赤。病虽未发，见赤色者刺之，名曰治未病。热病从部所起者，至期而已；其刺之反者，三周而已，重逆则死。"（图 1-1-2）。临床实践证明，某些局部的改变，有诊断全身疾病的意义。"见微知著"这一理论与生物全息学相似，认为人体的某些局部信息是内部脏腑的"缩影"，生物全息论的观点就是基于以小窥大的中医整体观，人体某些局部存在着反映生命整体变化的信息，即人体缩影于各相对独立部位中。

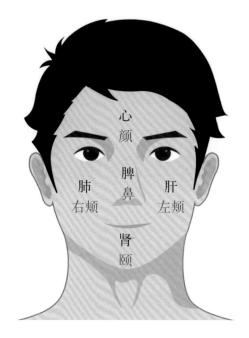

图 1-1-2　见微知著

（三）以常衡变

常，指健康的、生理的状态；变，指异常的、病理的状态。以常衡变，是指在认识正常的基础上，辨别、发现太过、不及的异常变化。健康与疾病，正常与异常，色泽的不同，都是相对的，是通过观察比较而做出的判别。《素问·玉机真脏论》云："五色脉变，揆度奇恒。"说明通过对色、脉的诊察比较，来揣测推断正常与否。要认识客观事物，必须通过观察比较，才能以常衡变。以"自然之常"衡"人体之变"，如初气厥阴风木起自大寒，终于春分，在天为风，其气多柔；在地为木，万物发陈，天地一片欣欣向荣之象。人应之，则气机由封藏转为升发，处于肝木萌芽状态，平人多为面色稍青；以"自然之态"达"异常之变"，可将局部与整体相互参照、健康部位与病变部位对比观察、左右参照、上下对比、与同一人群比较（图 1-1-3）。

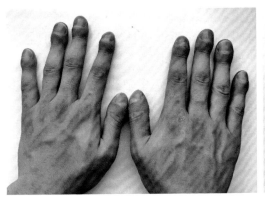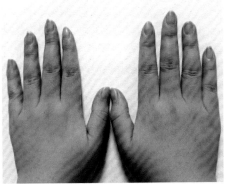

图 1-1-3　以常衡变

二、望诊的临床意义

（一）辨别病邪性质

在望诊时，不同的致病因素具有各自的致病特点，从而在临床上可以通过观察症状来辨别不同的致病因素，即所谓审症求因。例如，出现皮肤瘾疹、口眼歪斜、四肢抽搐、角弓反张等症状时，可能提示病因为风邪；如果出现鼻流清涕、咳吐稀白痰、面色青或白、舌苔白润，提示病因为寒邪；而面红目赤、尿黄便秘、舌红苔黄的表现则提示病因为热邪。通过综合观察，医生可以初步辨别病邪的性质，为后续的诊断和治疗提供重要线索。

（二）判断疾病部位

中医的藏象学说认为人体以五脏为中心，通过经络将六腑、五体、五官、九窍、四肢联通成一个统一的有机整体。例如通过舌象可以初步判断疾病的所在脏腑，如舌尖生点刺，多为心火亢盛；舌两边红赤，多为肝胆热盛；舌边有齿痕，伴舌体胖大，主脾虚、水湿内盛。此外，望色法中提到，观察面色的浮沉可以区分病位的表里，浮是面色浮显于皮肤之外，多主表证，沉是面色沉隐于皮肤之内，多主里证。通过望诊观察，能够初步判断疾病的部位，为后续的诊断和治疗提供重要的信息。

（三）分析病情轻重

中医学将人体生命的整体表现称之为神。通过望神，即观察两目、神情、气色、体态、舌象等多方面信息，判断得神、少神、失神、假神、神乱，从而对病情的轻重进行初步判定。神的状态有助于医生了解患者的整体健康状况。例如，得神提示健康或病情轻浅；少神提示素体虚弱或病情尚轻；失神提示病情严重；而假神提示病情危重。这些证据都为判断病情轻重提供了线索。

（四）推测病情预后

通过望诊可以推测疾病的趋势和预后的吉凶。例如，如果面色明亮润泽，舌色红活鲜明，表明气血充足，正气旺盛，揭示病情的预后较好；反之，如果面色晦暗无华，舌质干枯，色泽晦暗，这可能提示气血亏虚，正气大衰，可能出现预后不良。这些望诊特征有助于医生更全面地了解病情，实现精准诊断，从而采取相应的治疗措施。

望诊的方法与注意事项

一、望诊的方法

（一）一会即觉

"一会即觉"即在与患者短暂接触的时间内，医生对患者的整体健康状况进行初步评估。也可以表达为"以神会神"，即医生通过自己的观察去感知患者的状态，这是一种主动的观察过程。"以神会神"这种提法见于清代石寿棠，曰："望而知之谓之神，既称之曰神，必能以我之神，会彼之神。夫人之神气，栖于两目，而历乎百体，尤必统百体察之……人之神气，在有意无意之间流露最真，医者清心凝神，一会即觉，不宜过泥，泥则私意一起，医者与病者神气相混，反觉疑似，难以捉摸。此以神会神之妙理也。"

医者在望诊时需要在刚一接触患者的瞬间，即患者尚未注意到医生的时候，有意处落目，无意处发现，静心凝神，明察秋毫。在极短暂的时间内，通过医生自身的敏锐观察去洞悉患者，实现心灵上的交会、交流和沟通。判断患者神的得失衰旺，获取内部脏腑功能活动表现的真实情况。观察患者的整体神态、面色、形态等方面的变化，感知患者的整体状态。因此，"一会即觉"主要培养医生敏锐的观察力，在短时间内捕捉患者的主要信息。

（二）整体观察

在中医诊断中，强调整体观念，即一个人表现出的神色、形态和整体状态实际上反映了人体内在脏腑整体气血功能的状态。因此，对患者进行整体观察至关重要。中医诊断的基本原则要求整体审察，要将局部和整体统一起来，不能仅仅观察整体，还要注重观察局部。人体是一个有机整体，局部和全身之间紧密相连，通过观察局部的情况也能反映出整体的功能状态。因此，在强调整体观察的同时，我们也要注重局部观察。

中医学中有很多望诊的方法是针对局部的，比如望舌、望小儿囟门、小儿指纹等，这些都是对局部进行观察的方法。局部观察的目的是了解全身的功能状态，因此局部望诊和整体望诊应该相互补充、相互印证，以便更准确地把握信息。

在我们通常说的"盲人摸象"中，主要问题在于它过于注重局部而忽略了整体。不同的人摸到大象的不同部位，形成了不同的描述，而忽略了整体的真实情况。因此，观察时如果只注重局部而不立足于整体，可能会犯"盲人摸象"的错误。当然，如果只看整体，也容易忽略了局部的重要信息，因为每个人生病时并非每个部位都有异常的表现，可能只是通过一些局部表现出来。因此，在中医望诊中，要在整体和局部之间取得平衡，相互补充，以获得更全面、准确的诊断信息。

（三）动态观察

动态观察在中医学中具有重要意义。中医学强调整体观念，注重动态和个性化，因此我们需要不仅以常态为基准，还要特别关注动态观察，只有通过动态观察才能真正把握疾病的本质。疾病的发生和发展是一个过程，其中许多信息都在不断发生变化。中医的辨证常常侧重于辨识当前的症状，但疾病的过程中很多信息在不断演变，因此及时、动态地掌握这些信息对于准确地辨证十分关键。

在中医诊断中，我们要注意疾病本身的发展过程，因为这个过程中病情会有所变化。中医的辨证主要立足于当前状态，因此只有通过动态观察，即时地获取信息，才能为辨证提供可靠的依据。以上所述即为中医诊断望诊的主要方法。

二、望诊的准备

（一）室温

诊室温度应适宜，必要时可开空调调节。适宜的温度能够让患者的皮肤、肌肉自然放松，气血运行畅通，从而真实地显露疾病的征象。过低的室温可能导致患者气血运行不畅，不仅影响望诊所获资料的真实性，而且还有可能使患者因受凉而复加他疾。而过高的室温则可能使患者面色通红、汗出较多，掩盖病情真相。因此，必要时应该开空调调节诊室温度，以确保患者和医生能够在舒适的环境中进行诊疗活动。

（二）光线

望诊需要在充足、自然、柔和的光线下进行，以确保观察的准确性。如果自然光线不足，可以使用日光灯来提供足够的光线，但必要时需要复查，以确保诊断的准确性。此外，还需要注意避开有色光源和深色景物，如彩色灯光、窗帘、衣物等干扰，以避免对观察造成干扰（图1-2-1）。

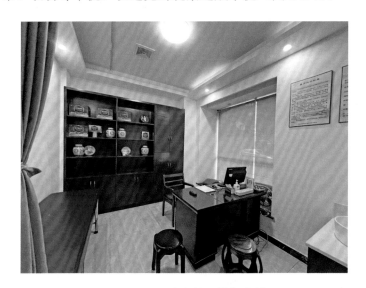

图 1-2-1　诊室的环境与光线

（三）医生与患者的准备

诊察时，患者应自然放松，如情绪激动或剧烈活动后，可请患者适当休息后进行诊察。医生在望诊时，应当静心凝神，仔细观察，以神会神，观察患者自然状态下神、色、形、态的表现，达到"一会即觉"的境界。当需要观察患者的排泄物、分泌物时，因条件所限，可能无法目及。必要时应该按照需要观察的内容对患者提出询问，完成这部分的望诊内容。

（四）诊室的器械准备

诊室的器械准备是确保医疗环境卫生、医生和患者安全的关键步骤。常见的器械包括口罩，用于医护人员在接触患者时防护呼吸道；压舌板，用于口腔检查，确保患者口腔区域的清晰可见；听诊器，用于医生进行心、肺等器官的听诊，帮助诊断疾病；手套，是医生进行接触患者时的个人防护工具，有效防止交叉感染；洗手液，用于医生和患者在就诊前后进行手部卫生，减少病菌传播。此外，还应包括体温计、血压计等基础检查工具，确保医生在诊断和治疗过程中拥有全面而安全的条件。这些器械的合理使用有助于提高医疗质量，保障医疗安全。

三、望诊的注意事项

（一）充分暴露，排除假象

患者需充分暴露受检部位，尽量不用化妆品，将真实的皮肤、指甲、头发等展现给医生，以便医生获得疾病的真实信息，进行正确的诊断和治疗。

（二）以常衡变，动态观察

人体的健康状态因地理、气候、体质、年龄、性别等因素的不同而有所不同，因此，医生要大量观察，积累经验，熟知正常人体在不同情况下的表现，与病理表现相区别。同时，同一症状在不同临床阶段意义不同，因此，分析某一症状时要结合疾病的阶段，深入了解该症状的临床意义。如舌苔厚腻有根在疾病初期提示邪气较盛，病情较重，但在疾病后期则提示正气尚存，预后良好。

（三）重视第一印象

望诊的精髓在于"一会即觉"，这是望神的关键时刻。当医生刚一接触患者，患者尚未察觉，没有拘谨和掩饰，这是他们最真实的表现。此时，医生需要培养敏锐的观察能力，保持平心静气，集中精力，在不经意中进行观察。医生与患者的目光交会、交流中，需要通过敏锐的观察，在短暂时间内获得对患者神旺衰的真实印象。这需要医生具备高超的医术和丰富的经验。他们需要了解人体的生命活动和各种疾病的表现，才能准确地判断患者的状况。此外，医生还需要具备良好的心理素质和专注力，以便在短暂的时间内做出准确的判断。

（四）保护隐私

在进行望诊时，我们需特别注意保护患者的隐私，这虽然听起来简单，却是极为重要的。此举不仅关乎医生的医德和修养，还直接影响患者的医疗体验。举例而言，患者可能需要解开衣物进行检查，而这可能会涉及一些私密部位，因此医生必须格外留意并采取措施，确保患者在这个过程中的隐私得到充分的保护。

在医疗环境中，我们希望每个诊室在同一时段内只有一个患者，尽管这在实际操作中难以实现。当不可避免地存在多个患者共同在同一区域时，医生就更需要特别关注患者隐私的问题。医院的病房和门诊诊床的位置通常都会配备隔离帘，医生在观察和检查患者时，尤其是需要患者解开衣物的情况下，应该先拉上帘子，以确保患者的隐私得到妥善保护。另外，当患者完成检查后，医生也要提醒患者迅速穿好衣物，不仅是为了保护患者的隐私，同时也是为了防止患者受凉感冒。这些都是望诊时需要特别注意的事项。

四、各脏腑望诊重点

人体是一个以心、肝、脾、肺、肾五脏为中心，配合六腑（小肠、胆、胃、大肠、膀胱、三焦）、形体（脉、筋、肉、皮、骨）、官窍（舌、目、口、鼻、耳、前阴、后阴）等，通过经络系统的联络作用，构成了心、肝、脾、肺、肾五个生理功能活动系统。各脏腑的生理病理变化可以通过这些经络系统反映到相应部位。在望诊时，除了进行全面的望诊，还可以有针对性地观察某些特定部位的表现，以了解相应脏腑的病理情况。

（一）心系望诊重点

心气推动血液在脉中运行，血液流注全身，发挥营养和滋润作用。

在生理状态下，健康人群心气充沛，血液充盈，全身组织得以濡养，表现为面色红润，唇舌淡红润泽。

而在病理状态下，患者表现为心气不足，心血亏虚，组织失养，可见面色淡白，唇舌色淡；若心血瘀阻，则表现为面色晦暗，唇舌青紫；心火炽盛，则呈现面色红赤，唇舌色红，口舌生疮。

总的来说，心脏通过经络气血影响人体的面色、唇色、舌色等变化，通过这些方面的望诊可以了解心的生理病理状态。

（二）肝系望诊重点

1. 肝主疏泄，调畅全身气机和气血津液的运行。

在生理状态下，健康人群肝气通畅，气血运行通畅，表现为面色红润、唇舌淡红、指甲淡红。而在病理状态下，肝失疏泄，气滞血瘀，表现为面色晦暗、唇舌、指甲青紫。

此外，生理状态下，健康人群表现为肝气疏泄，津液输布正常，皮肤、唇舌润泽。而在病理状态下，肝失疏泄，气滞津停，可能出现瘿瘤、瘰疬、痰核、臌胀、水肿等病症。

2. 肝藏血，主宰筋，其华在爪，开窍于目，液化为泪。

在生理情况下，健康人群表现为肝血充足，筋、爪、目得以濡养，呈现肢体灵活有力，爪甲坚韧、红润有泽，眼睛明亮有神。

而在病理情况下，肝血亏虚，筋、爪、目失于濡养，可能导致肢体运动迟缓、疲劳易发，爪甲薄软、干燥，眼睛干涩、缺乏神采。

总之，肝脏通过经络气血影响面色、唇色、舌色、眼睛、四肢运动、爪甲等方面的变化，通过这些望诊可以了解肝的生理病理状态。

（三）脾系望诊重点

脾主运化，负责水谷的消化和气血津液的生成，被誉为"气血生化之源"和"后天之本"。脾开窍于口，其华在唇，其液为涎。脾的正常运化功能保证了气血津液的充足，全身脏腑组织得以良好滋养，呈现面色红润、唇舌淡红润泽、四肢肌肉健壮、运动轻劲有力以及正常的消化功能。

当脾失去健运，导致气血津液不足，脏腑组织失养，可能出现面色萎黄、唇舌色淡、肌肉消瘦、软弱无力，甚至发展为痿废不用。《素问·痿论》中指出"治痿独取阳明"，强调了四肢运动与脾胃功能的密切关系。脾的正常水液运化功能可表现为皮肤、口唇润泽，舌苔湿润；而脾失去运化水液功能，可能引起水肿、吐痰、痰核、舌苔厚腻等症状。

（四）肺系望诊重点

肺脏主宰气的运行，与全身气的生成及运行密切相连。《素问·六节藏象论》指出："肺者，气之本。"同时，肺脏负责引导全身血液通过血脉到达肺部，进行气体交换，随后将气体输送至全身，以满足脏腑组织的濡养需求。

在生理状态下，健康人群表现为肺气旺盛，呼吸平稳，面色红润，唇舌呈淡红。而在病理情况下，肺气亏虚，未能助心行血，导致心血瘀阻，可表现为呼吸急促，面色青灰，唇舌青紫。

此外，肺主导水的运行，对津液的调节至关重要。肺失宣降功能，津液停聚，可能引发痰饮、水肿等症状。由于肺在体合皮，其华在毛，肺津不足可能导致皮肤毛发干枯无光泽。

肺开窍于鼻，喉为肺之门户。当肺气和肺津充足时，鼻窍、咽喉呈现润泽状态。寒邪侵袭肺，肺津不化，则鼻涕清稀。风热损伤肺，使得肺津受损，鼻涕呈黄色。风燥伤肺，则鼻腔感觉干燥。

（五）肾系望诊重点

肾精气充足时，人体的生命活动能够正常进行，包括生长、发育、壮年和老年等阶段。而当肾精气不足时，表现为小儿生长发育迟缓，出现五迟、五软、囟门迟闭、智力低下等症状。成年人则可能出现未老先衰、牙齿过早脱落、健忘痴呆等情况。

肾气根据功能分为肾阴和肾阳两部分。肾阴主要具有凉润、宁静、抑制的作用，肾阴不足时可能导致虚阳偏亢，表现为午后两颧潮红、舌红少苔等症状。肾阳则主要负责温煦、推动和兴奋，肾阳不足时可能导致虚寒内生，表现为畏寒肢冷、舌淡苔白等症状。

肾在体合骨，肾精的生髓功用体现在骨骼坚固有力、牙齿坚固、思维敏捷、精力充沛和头发润泽浓密等方面。肾精不足时则可能导致骨软无力、牙齿松动、头发干枯等症状。

第一章

全身望诊

　　全身望诊又称整体望诊，指医生通过对患者的神情、色泽、形体及姿态等进行整体观察，以了解机体精气的盛衰、脏腑功能的强弱，进而将其作为辨别疾病性质、推断病情预后的依据。《灵枢·本藏》云："视其外应，以知其内藏，则知所病矣。"人体外部的表现与五脏六腑息息相关，特别是面部、舌部和脏腑的关系更为密切。因此，通过对患者外部的第一直觉印象观察，能够对患者的病症特点、病情轻重有个初步的判断，并进行下一步的具体诊治。

望神

望神是指通过观察人体生命活动的整体表现来判断健康状态、了解病情的方法，既包括对脏腑功能活动表征的观察，也包括对意识、思维、情志活动状态的审察，是对精神状态的综合观察判断。

一、望神的原理及意义

《难经》云："望而知之谓之神。"神是生命活动的总称，有广义、狭义之分。广义之神，是指人体生命活动总的外在表现；狭义之神，指人体的精神意识思维活动。

神的正常与否，直接反映着脏腑气血的盛衰，一般来说，精气充盛，才能体健神旺，即使患病也多为轻证；反之，若精气亏虚，会体弱神衰，病情较重。通过观察患者精神意识状态，语言呼吸情况，形体动作表现，以及机体的反应能力，可以了解机体精气的盛衰，病情的轻重及预后。

二、望神的内容

望神的内容包括两目、神情、气色、体态等多方面，其中主要表现在以下几个方面。

（一）望两目

目为五脏六腑精气汇聚之处，目的视觉活动受着心神的支配，《灵枢·大惑论》云："五脏六腑之精气，皆上注于目而为之精。"故望神重在对患者眼神变化的观察。

望目可知脏腑精气的盛衰，因此，望神的重点是观察两目。如两目反应灵敏，瞳神灵活，为有神表现（图2-1-1）；若两目反应迟钝，目光暗淡，为失神之表现（图 2-1-2）。具体操作时医生可将示指竖立在患者眼前，并嘱患者眼睛随医生的示指做上下左右移动。

（二）望神情

指人的精神意识和面部表情，是心神和脏腑精气盛衰的外在表现。望神情可结合问诊询问患者的姓名、年龄、住址等方式，根据患者回答情况来判断。主要观察患者的神志是否清楚，思维是否有序，反应是否灵敏，以及表情是否自然。若患者回答正确，反应敏捷为有神；反之，若回答缓慢、不能回答或回答有误是少神、失神或神乱的表现。其次，还应观察患者面部表情，表情丰富自然（图 2-1-3）为有神，若表情淡漠痴呆（图 2-1-4）、反应迟钝，提示少神、失神或神乱。

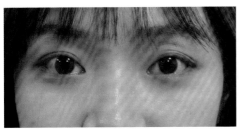

图 2-1-1　目有神

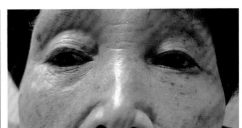

图 2-1-2　目无神

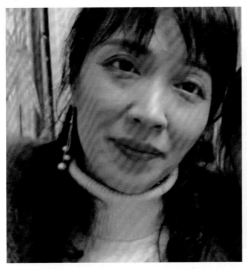

图 2-1-3　表情自然

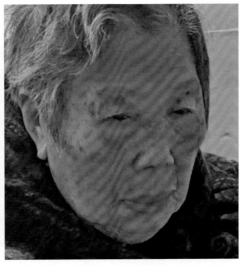

图 2-1-4　表情淡漠

（三）望气色

气色是指全身皮肤色泽，是脏腑精气在面部皮肤上的表现，首先要观察面部肤色，注意面色是不是红润，是不是有光泽。若面色红润有光泽（图 2-1-5）、隐隐含蓄，提示有神；若面色枯槁无光泽（图 2-1-6）或者某种颜色异常暴露，提示少神或者无神。观察前应嘱患者保持面部清洁。

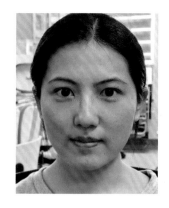

图 2-1-5　面部红润光泽

（四）望体态

人体的形体动态也是反映神之盛衰的主要标志之一，因为形体的强弱胖瘦、动态的自如与否，均与脏腑精气的盛衰密切相关。凡形体丰满，动作敏捷，转摇自如者，多属精气充盛；若消瘦枯槁，动作迟缓，转侧艰难者（图 2-1-7），多属精气衰败，脏腑精气虚衰。

（五）神的分类及判断

根据神的盛衰和病情的轻重一般可分为得神、少神、失神、假神、神乱。

1. 得神

得神（图 2-1-8）又称有神，是精气充足神旺的表现，见于正常人，或虽病但较轻，正气未伤，预后良好。具体表现为精神饱满，语言清晰，目光明亮，面色润泽；表情自然；呼吸平稳，反应灵敏。

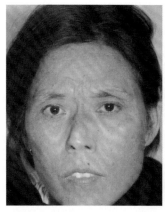

图 2-1-6　面部枯槁无光泽

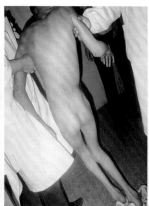

图 2-1-7　形体消瘦，肢软难行

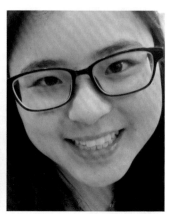

图 2-1-8　得神

2. 少神

少神（图2-1-9）又称神气不足，是精气亏虚的表现，常见于虚证，多属心脾两亏或肾阳不足，常见于体弱及疾病恢复期患者，预后尚可。具体表现为精神不振，反应迟钝；两目乏神；动作迟缓，倦怠乏力；面色少华，少气懒言。

3. 失神

失神又称"无神"。是精亏神衰或邪盛神乱的重病表现，可分为正虚失神与邪盛失神两种。

① 正虚失神：精气严重亏虚、功能严重衰退的表现。临床表现为两目晦暗，目无光彩，面色无华，晦暗暴露，精神萎靡，意识模糊，反应迟钝，手撒尿遗，骨枯肉脱，形体羸瘦（图2-1-10）。提示精气大伤，机能衰减，多见于慢性久病重病之人，预后不良。

② 邪盛失神：临床表现为神昏谵语，循衣摸床，撮空理线；或猝倒神昏，两手握固，牙关紧闭。提示邪气亢盛，热扰神明，邪陷心包；或肝风夹痰蒙蔽清窍，阻闭经络。皆属机体功能严重障碍，气血津液失调，多见于急性患者，属病重（图2-1-11）。

4. 假神

假神又称"回光返照"，是指久病垂危患者暂时出现病情好转的假象，并非佳兆。假神是脏腑精气极度衰竭，机体动用最后的物质基础而产生的假象，见于危重患者或严重受伤的患者，是临终前的征兆。

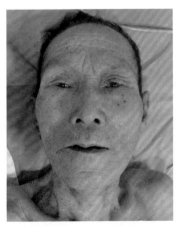

图2-1-9　少神

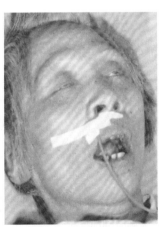

图2-1-10　正虚失神

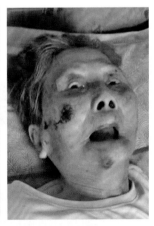

图2-1-11　邪盛失神

假神具体表现为患者原本神志不清，精神萎靡，但突然神志似乎清醒，精神转佳，或烦躁不安，言语不休，想见亲人；原本面色晦暗，突然颧赤如妆（图2-1-12）；原本长期卧床不能运动，突然想起床活动却又不能；原本不欲饮食，突然食量大增。

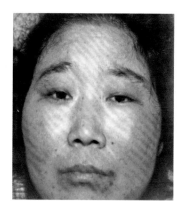

图 2-1-12　颧赤如妆

假神不同于病情好转：假神的出现比较突然，其"好转"与整个病情不相符，可能几秒、几分、几小时，甚至1~2天，是局部的和暂时的。而病情好转是一个逐渐变化的、慢慢好转的过程，从无神转变为有神。

5.神乱

神乱是指"狭义之神"异常，是精神、意识、思维活动的错乱，常见的有焦虑恐惧、狂躁不安、淡漠痴呆、猝然昏倒。

① 焦虑恐惧：指患者时时恐惧，焦虑不安，心悸气促，不敢独处一室的症状。多属虚证，常见于卑慄、脏躁等患者，多由心胆气虚，心神失养所致。

② 狂躁不安：指患者狂躁妄动，胡言乱语，少寐多梦，打人骂詈，不避亲疏，登高而歌，弃衣而走，甚至裸奔的症状。多属阳证、实证、热证，常见于狂病等，多由暴怒气郁化火，煎津为痰，痰火扰乱心神所致。

③ 淡漠痴呆：指患者表情淡漠，神志痴呆，喃喃自语，见人便止，哭笑无常，披头散发，悲观失望，情绪低落的症状。多属阴证、虚证、寒证，常见于癫病、痴呆等，多由忧思气结，津凝为痰，痰浊蒙蔽心神，或先天禀赋不足所致。

④ 猝然昏倒：指患者猝然昏仆，不省人事，口吐涎沫，口做猪羊叫声，两目上视，四肢抽搐，移时苏醒，醒后如常人的症状。常见于痫病，多由脏气失调，肝风夹痰上逆，阻闭清窍所致。

神志错乱失常与邪盛神乱而失神的临床意义不同。前述邪盛神乱所致神昏谵语，循衣摸床等，亦属神乱，但主要是神志昏迷，一般出现于全身性疾病的严重阶段，病重而至失神；此处所说神乱主要是神志错乱，多反复发作，缓解时常无"神乱"表现，病情不一定危重，神乱症状是作为诊病的依据。

望色

望色是指医生通过观察患者面部皮肤的颜色和光泽的变化来诊断疾病的方法，又称"色诊"。根据健康或疾病、正常与不正常，面色可分为常色和病色两大类。常色又分为主色和客色，病色又分为善色和恶色。

一、常色

常色是人在正常生理状态时的面部色泽。常色又有主色、客色之分，其共同特征是红黄隐隐，明润含蓄（图2-2-1）。

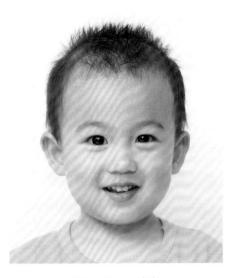

图 2-2-1　常色

（一）主色

主色是指受先天遗传因素影响出现的与生俱来的终生不变的面色和肤色，具有个体特质的基本颜色。由于个体差异，每个人的肤色不完全一致。大多数中国人正常面色为"红黄隐隐，明润含蓄"，一般肤色都呈微黄，也叫黄种人。在此基础上，有些人可有略白、较黑、稍红、微黄、发青等差异。这种由于先天禀赋不同和人种因素造成的肤色差异，属于生理现象（图2-2-2、图2-2-3、图2-2-4）。

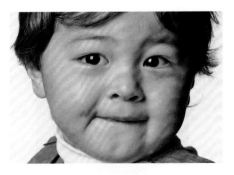

图 2-2-2　黄种人

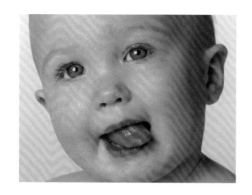 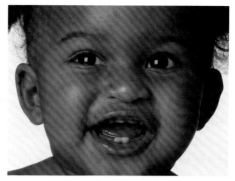

图 2-2-3 白种人　　　　　　　　　　　图 2-2-4 黑种人

（二）客色

客色指随着四季时令或客观环境、条件的变化，皮肤颜色也随之发生相应的变化，这种适应自然的暂时性色变谓之客色（图 2-2-5）。《医宗金鉴·四诊心法要诀》云："四时之色，随四时加临，推迁不常，故为客色。"人与外界环境存在着密切的联系，因此，当外界的环境发生变化时，人的面色也相应地发生变化。例如：春季人的肤色稍青，夏季肤色稍红，长夏肤色稍黄，秋天肤色稍白，冬季肤色稍黑等（图 2-2-6）。

主色、客色都属正常的生理之色，统属常色。此外，居住环境和工作、情绪、饮食习惯以及运动等都会使人的面色有所不同。例如，在饮酒过量或是剧烈运动后，面色会偏红，受到惊吓或是感到恐惧时面色会偏白，沿海地区生活的居民面色会偏黑，而城市居民或是生活在山区的居民面色会偏白。

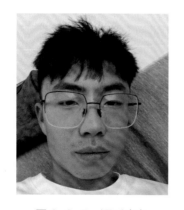

图 2-2-5 酒后客色

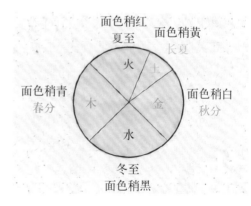

图 2-2-6 四时之色

二、病色

病色是指人体在疾病过程中，面部出现异于常色的反常之色。病色的特点是晦暗、暴露。晦暗，即面部皮肤枯槁晦暗而无光泽，是脏腑精气已衰，胃气不能上荣的表现。暴露，即某种面色异常明显地显露于外，是病色外现或真脏色外露的表现。一般而言，新病、轻病、阳证患者的面色鲜明显露但尚有光泽，而久病、重病、阴证则面色暴露与晦暗并见。观察病色的关键，在于分辨面色是善色还是恶色。

（一）善色

善色指患者面色虽有异常，但仍光明润泽。这说明病变尚轻，气血未衰，胃气未败，多见于新病、轻病、阳证，其病易治，预后较好，故称善色（图2-2-7）。

（二）恶色

恶色指患者面色异常，且枯槁晦暗。这说明病变深重，气血已伤，胃气衰败，多见于久病、重病、阴证，其病难治，预后较差，故称恶色（图2-2-8）。

三、五色主病

病色可分为赤、白、黄、青、黑五种，分别见于不同脏腑和不同性质的疾病。总的来说青为肝，赤为心，白为肺，黄为脾，黑为肾，以及青黑为痛，黄赤为热，白为寒，具体表现和主病如下。望色时还要注意异常面色出现的时间、部位、表现的形式、患者是否伴有不适等情况，尤其应注意与被观察者基本色的参照及其他颜色的影响。

（一）赤色主热证

赤色属火，主热，乃手少阴心经之色。血液充盈脉络外映肌肤而见赤色，症见面色发红，因邪热亢盛，血得热行，充斥脉络所致，因此赤色常主热证。

热分为虚热和实热。若高热患者常见满面通红（图2-2-9），属里实热证。若两颧潮红（图2-2-10），午后明显，属虚热证。若久病、重病患者本面色苍白，忽见颧赤如妆（图2-1-12），游移不定，此为精气耗竭，阴不敛阳，虚阳浮越，称戴阳证，属假热证。

（二）白色主虚证、寒证、血虚证

白色属金，主虚证（气虚、血虚、阳虚）、寒证、失血，乃手太阴经之色。多因阳气虚衰，气血行迟，或气虚血弱，津液虚脱，面部脉络空虚而色白。

若见面色淡白者（图 2-2-11），多属气血亏虚或慢性失血。

若见面色㿠白者（图 2-2-12），多属阳虚。

若见面色苍白者，多见于里寒证，或见于大出血气血暴脱的患者。

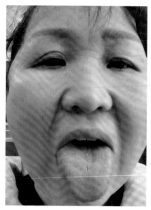
图 2-2-7　善色

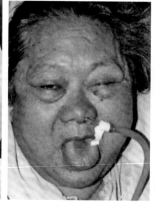
图 2-2-8　恶色

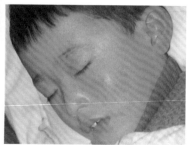
图 2-2-9　满面通红

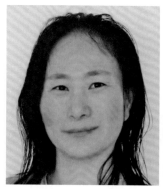
图 2-2-10　两颧潮红

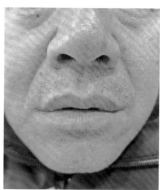
图 2-2-11　面色淡白

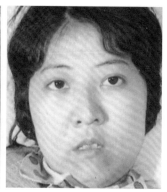
图 2-2-12　面色㿠白

（三）黄色主湿证、虚证

黄色属土，主虚证、湿证，乃足太阴经之色。多因脾胃虚衰，水谷精微不足，气血生化乏源，肌肤失于濡养所致面色发黄。

若见面色发黄且虚浮者，称为黄胖（图2-2-13），多属脾虚湿蕴，水湿内停。

若见肤色苍黄（图2-2-14），腹胀如鼓，腹部青筋暴露者，多属肝郁脾虚所致。

若面目一身俱黄者，属黄疸，色黄鲜明如橘皮者，为阳黄（图2-2-15），因湿热熏蒸所致。

色黄晦暗如烟熏色，为阴黄（图2-2-16），因寒湿郁阻所患。

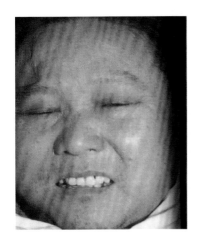

图2-2-13　黄胖

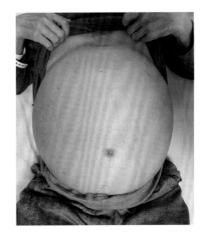

图2-2-14　皮色苍黄

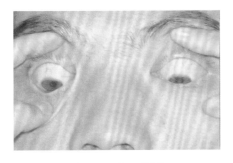

图2-2-15　阳黄

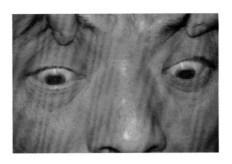

图2-2-16　阴黄

（四）青色主寒、疼痛、血瘀、气滞、惊风

青色属木，主寒证、疼痛、血瘀、气滞、惊风，为足厥阴之色。多因气血瘀阻，经脉壅滞，或是寒凝气滞，经脉拘急而色青。然不通则痛，因此青色常伴有疼痛的症状。

若见面色青黑或淡青（图2-2-17），多属阴寒内盛、痛剧。

若见面色与口唇青紫（图2-2-18），多属心血瘀阻，心阳暴脱之象。

若见面色青紫，眉间、鼻柱、唇周发青（图2-2-19），多属惊风先兆，可见于高热抽搐患儿。

（五）黑色主肾虚证、血瘀证、痛证、寒证、水饮证

黑色属水，见色黑而干焦、眼眶周围发黑、面色青黑、面色黧黑等多种表现，主肾虚、血瘀证、寒证等，为足少阴经之色。多因肾阳虚衰，水饮不化，血失温养，阴寒内盛，血行不畅，水色外露所致。

若见面色黑而干焦，多属肾精久耗，虚火内灼所致。

若见眼眶周围发黑（图2-2-20），多属肾虚水泛之水饮证。

若见面色淡青或青黑者，属寒凝内阻、经脉拘急，不通则痛。

若见面色黧黑（图2-2-21），肌肤甲错者，多属血瘀日久所致。

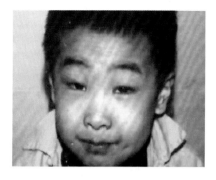

图 2-2-17　面淡青

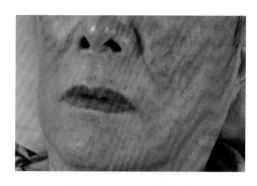

图 2-2-18　口唇青紫

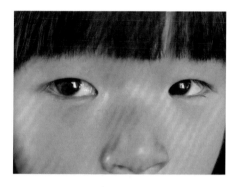

图 2-2-19　小儿鼻柱发青

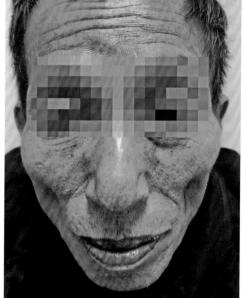

图 2-2-21　面色黧黑

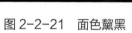

图 2-2-20　眶周发黑

望形

望形是指医生通过观察患者形体的强弱胖瘦、体质形态等外在特征，了解患者正气盛衰，诊察病情的方法。

中医认为，人本身就是一个有机整体，外在的形体与内在的五脏六腑密切相关，审察形体对疾病的诊断和治疗具有重要意义。

一、望形的原理及意义

皮、肉、脉、筋、骨是构成形体的五个基本要素，中医称为"五体"。五体与五脏有着紧密的联系，肺合皮毛，脾合肌肉，心合脉，肝合筋，肾合骨。

例如，肺主皮毛，肺的宣发功能影响皮肤的荣润和毛发的光泽。脾主肌肉，脾胃运化的水谷精微及津液影响肌肉的丰满与收缩运动。心主血脉，心气旺盛，血脉充盈，则脉搏和缓有力；反之，心气不足，血脉空虚，则可出现脉搏细弱或节律不齐。肝主筋，肝血充足，筋得其养，筋力强健，运动灵活；肝血不足时，筋膜失去滋养，筋力减弱，运动不利，容易出现四肢拘挛、屈伸不利等症状。肾主骨，肾精充足，骨髓生化有源，骨骼得以滋养，则骨骼强健，生长发育正常；若肾精不足，骨髓生化乏源，骨骼失养，则出现生长发育迟缓、骨软无力、易骨折、畸形等症状。

因此，观察患者形体的强弱、胖瘦、体质形态等特征，有助于测知脏腑的功能状态和气血的盛衰。

二、望形的内容

（一）形体强弱

1. 形体强壮

形体强壮表现为皮肤润泽，肌肉充实，筋强力壮，骨骼健壮，胸廓宽厚，伴精力充沛，食欲旺盛；提示脏腑坚实，气血旺盛，抗病力强，疾病易治，预后良好（图2-3-1）。

2.形体羸弱

形体羸弱表现为皮肤干枯，肌肉瘦削，筋弱无力，骨骼细小，胸廓狭窄，伴精力疲惫，食少纳呆；提示脏腑虚弱，气血不足，抗病力弱，疾病难治，预后不良（图2-3-2）。

由于形体与五脏之间存在密切的关联，在临床上观察形体的强弱可以推断五脏的功能状况。

（1）心脏主要负责血液循环，其表现在于面部，面色明亮润泽代表着心脏气血充盈、气血畅通；而面色晦暗干燥则是心脏气血不足、循环不畅的症状。

（2）肺脏主要关联皮肤，其表现在于皮肤毛发，皮肤毛发明亮有光泽反映了肺脏气息充沛、气血循环顺畅的状态，而皮肤毛发干燥无光泽则表明肺脏气血不足、气血循环失调的情况。

（3）脾脏主要掌管肌肉，肌肉丰满坚实代表着脾胃功能健康、气血充足的状态，而肌肉消瘦松软则提示脾脏功能减退、气血不足。

（4）肝脏主要负责筋腱，筋腱运动柔和有力表明肝脏血液充盈、筋腱得到滋养，而筋腱运动不灵则提示肝脏血液不足、筋腱缺乏滋养。

（5）肾脏主要关联骨骼，骨骼强壮代表肾脏气息充足、髓质能够滋养骨骼，而骨骼细小脆弱则提示肾脏气息不足、骨骼发育不良。

体强和体弱不是一成不变的，通过合理饮食、调整心态、增强锻炼、良好作息、情绪管理等手段可以改善身体状况。中医理论认为，形体健康与肝、

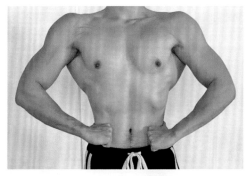

图2-3-1　体强

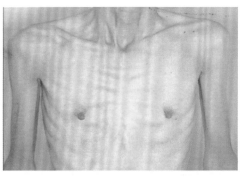

图2-3-2　体弱

心、脾、肺、肾等内脏功能密切相关，通过调理内脏功能，亦可达到增强体质，改善形体的效果。正所谓内盛则外强，内衰则外弱。

（二）形体胖瘦

1. 形体肥胖

特征为"肉盛于骨"。过多的脂肪堆积在面部、颈部、肩部、腹部、臀部、腰部等部位，表现（为）头圆脸胖、颈项短粗、双肩宽阔、胸部粗圆、大腹便便、腰粗臀圆等（图2-3-3）。形体肥胖多因嗜食肥甘、少动久坐、脾失健运导致痰湿内蕴，渐成肥胖。临床上多见本虚标实，本虚为脾气虚，标实为痰湿。

肥胖的患者，因痰湿内蕴，气滞血瘀，容易诱发中风、肝积、胸痹、消渴等疾病。《素问·通评虚实论》云："仆击，偏枯，痿厥，气满，发逆，肥贵人，则高粱之疾也。"《医学发明·中风有三》云："乃本气自病也。凡人年逾四旬，气衰者多，有此疾，壮岁之际无有也。若肥盛之人则间有之，亦形盛气衰如此。"认为肥胖形盛气衰者是中风的易患之人。

2. 形体消瘦

形体消瘦的特征为肌肉消瘦，表现为头长脸瘦，颈项细长、双肩狭窄、胸部平坦、腹部凹陷、腰细臀瘪等（图2-3-4）。

形体消瘦多因禀赋不足、久病耗伤、脾胃虚弱、气血亏虚导致形体失养所致。形体消瘦的诱发因素为长期饮食过少或营养不良，脾胃化生的水谷精微过少，气血化生不足，形体失养。

如果形瘦食少，多因脾胃气虚，气血化生不足所致。

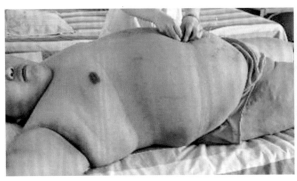 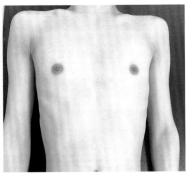

图 2-3-3　体胖　　　　　　　　　图 2-3-4　体瘦

但如果形瘦食多，为胃热脾寒，胃热故食多，脾寒不能化生气血。

如果形体消瘦伴见五心烦热、潮热盗汗、口燥咽干、大便干结、小便短黄、舌红少津、脉细数，为阴虚内热。

如果形瘦食少，伴骨瘦如柴、大肉陷下，为脏腑精气衰竭，病情危重。

观察形体胖瘦时，要结合精神状态、食欲等因素综合分析胖瘦的临床意义。

无论胖瘦，若食欲旺盛，精神饱满，行动协调，思维敏捷，睡眠良好，则提示形气尚可，虽病而易治，预后良好。

若食欲不振，疲乏无力，行动迟缓，思维迟钝，面色暗淡，睡眠不佳，则提示形气亏虚，疾患而难治，预后较差。

"凡治病察其形气色泽，脉之盛衰，病之新故，乃治之，无后其时。"这里所说的"形""色""脉"，实际上涵盖了精气神的各个方面。因此，在观察患者胖瘦时，更要注重精气神，通过全面评估患者的生理、心理状况，为临床诊断和治疗提供依据。

（三）形体体质

形体体质，又称体质，指在人体生命过程中，在先天禀赋和后天获得的基础上所形成的形态结构、生理功能和心理状态方面综合的、相对稳定的固有特质，是人类在生长、发育过程中所形成的与自然、社会环境相适应的人体个性特征。体质与中医学的阴阳、脏腑经络、精气血津液、病因病机和诊法等多个理论密切相关。不同体质的人在面对相同的疾病时，由于自身的生理特性和机能状态差异，疾病的发生发展也会呈现出不同的特点。

中医关于体质学说具有丰富的论述。《黄帝内经》指出："人生有形，不离阴阳。"说明阴阳是人体生理、病理的基础。养生要根据个体的体质、环境、季节等因素进行调整。中医将人体质分为：平和质、气虚质、阳虚质、阴虚质、痰湿质、湿热质、瘀血质、气郁质、特禀质等9种基本类型。

① 平和质：平和质人阴阳平衡，气血调和，身体健康，适应能力强，不易生病。判定标准包括：身体强壮、肤色润泽、食欲旺盛、睡眠良好、二便正常等。

② 气虚质：气虚质人气短乏力，容易出汗，肌肉松软，心悸失眠，食欲减退等。判定标准包括：气短乏力、容易出汗、肌肉松软、心悸失眠、食欲减退等。

③阳虚质：阳虚质人怕冷，四肢不温，面色苍白，腰膝酸软，大便溏薄等。判定标准包括：怕冷、四肢不温、面色苍白、腰膝酸软、大便溏薄等。

④阴虚质：阴虚质人五心烦热，盗汗，口干舌燥，大便干燥，小便短赤等。判定标准包括：五心烦热、盗汗、口干舌燥、大便干燥、小便短赤等。

⑤痰湿质：痰湿质人肌肉松弛，腹部肥胖，面色淡黄，容易出汗，大便溏薄等。判定标准包括：肌肉松弛、腹部肥胖、面色淡黄、容易出汗、大便溏薄等。

⑥湿热质：湿热质人面部油腻，口苦口干，容易出汗，大便燥结，小便短赤等。判定标准包括：面部油腻、口苦口干、容易出汗、大便燥结、小便短赤等。

⑦瘀血质：瘀血质人面色晦暗，皮肤瘀斑，月经不调，胸闷胀痛等。判定标准包括：面色晦暗、皮肤瘀斑、月经不调、胸闷胀痛等。

⑧气郁质：气郁质人情绪低落，易怒，胸闷胀痛，月经不调，大便不畅等。判定标准包括：情绪低落、易怒、胸闷胀痛、月经不调、大便不畅等。

⑨特禀质：特禀质人对某些物质过敏，如花粉、尘螨等，容易出现哮喘、荨麻疹等症状。判定标准包括：过敏史、哮喘、荨麻疹等症状。

望态

　　望态，即望姿态，是指医生通过观察患者动静姿态和异常动作等外在表现来推断其内在病理状态的过程。

一、望态的原理及意义

　　正常人形态匀称协调，动作灵活自如，站立、行走、坐姿等都应该自然端正，无明显的异常或僵硬，是脏腑功能正常、气血运行顺畅、阴阳平衡的表现。患者常出现异常的动作与姿态，往往是机体病理变化的外在表现。这些外在表现可以归纳为"阳主动，阴主静"。中医理论认为，阳气的活动力强，推动和调控着人体的生理功能，如消化、吸收、排泄、生长、发育等；阴气代表身体的静止和稳定功能，如血液的凝固、体液的平衡、情绪的宁静等。正如《望诊遵经》云："善诊者，观动静之常，以审动静之变，合乎望闻问切，辨其寒热虚实。"

二、望态的内容

　　《望诊遵经》云："体态异焉，总而言之，其要有八：曰动、曰静、曰强、曰弱、曰俯、曰仰、曰屈、曰伸，八法交参，则虽行住坐卧之际，作止语默之间，不外乎此。"动、强、仰、伸，多属阳证、热证、实证；静、弱、俯、屈多属阴证、寒证、虚证。

（一）异常姿态

1. 坐姿

　　坐而仰首（图2-4-1），兼胸胀气粗，为肺实气逆，多见于哮喘、肺胀患者，因痰饮停肺、肺气壅滞所致。

　　坐而喜俯（图2-4-2），兼少气懒言，为肺虚体弱，多见于久病、体质虚弱者，因肺气亏虚、形体失养所致。

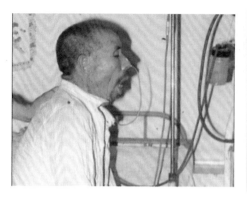

图 2-4-1　坐而仰首

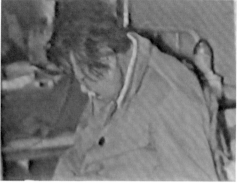

图 2-4-2　坐而喜俯

但卧不得坐，坐则头晕眼花，为气血不足，多见于久病卧床者，因气血亏虚、不能上荣所致。

但坐不得卧，兼气逆喘咳，因肺气壅滞、气逆于上，或心阳不足、水气凌心所致，多见于肺胀、胸痹患者。

坐卧不宁，兼烦躁不安，多见于高热、腹痛等患者，因邪气亢盛、内扰心神、心神不宁所致。

2.卧姿

卧时常喜向内，喜静懒动，身重不能转侧，多属阴证、虚证、寒证，因阳气亏虚、失于推动所致。卧时常喜向外，身轻自能转侧，多属阳证、实证、热证，因阳气亢盛、过于推动所致。仰卧伸足，兼掀去衣被者，为实热证。蜷卧缩足，兼喜加衣被者，为虚寒证。

3.立姿

站立不稳，如坐舟车，不能自持，多属肝风内动，因肝阳亢盛，或血虚生风，上扰清窍所致。不耐久立，立则需倚物支撑，多属气血亏虚。坐立时以手扪心，闭目蹙额，多见心悸怔忡、胸痹心痛；以手护腹，俯身前倾者，多属腹痛。这些姿态属于"护处必痛"。

4.行姿

行走时身体震动不定，是肝风内动，或筋骨虚损；行走之际，突然止步不前，以手护心，不敢行动，多为真心痛；以手护腰，弯腰曲背，转摇不便，行动艰难，多为腰腿病。

（二）异常动作

肝主筋，筋主司肢体运动，肝风内动时肢体会出现各种异常的动作。

1. 颤动

患者睑、面、唇、指、趾不时颤抖或振摇不定，不能自主，若见于外感热病，多为热盛动风；若见于内伤虚证，多为血虚阴亏，经脉失养，属虚风内动。

2. 手足蠕动

手足时时掣动，动作迟缓无力，类似虫之蠕行，多为脾胃气虚，气血生化不足，筋脉失养，或阴虚动风所致。

3. 手足拘急

手足筋肉挛急不舒，屈伸不利，如在手可表现为腕部屈曲，手指强直，拇指内收贴近掌心与小指相对；在足可表现为踝关节后弯，足趾挺直而倾向足心；多因寒邪凝滞或气血亏虚，筋脉失养所致。

4. 四肢抽搐

四肢筋脉挛急与弛张间作，舒缩交替，动作有力，多因肝风内动，筋脉拘急所致，可见于惊风、痫病。

5. 角弓反张

患者颈项强直，脊背后弯，反折如弓（图2-4-3），为肝风内动，筋脉拘急之象，可见于热极生风、破伤风、马钱子中毒等。

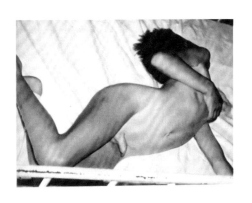

图2-4-3　角弓反张

6. 循衣摸床，撮空理线

患者重病神志不清，不自主地伸手抚摸衣被、床沿，或伸手向空，手指时分时合，为病重失神之象。

7. 猝然跌倒

猝然昏仆，不省人事，伴半身不遂，口眼喎斜者，多属中风病。猝倒神昏，口吐涎沫，四肢抽搐，醒后如常者，多属痫病。

8. 舞蹈病状

儿童手足伸屈扭转，挤眉眨眼，努嘴伸舌，状似舞蹈，不能自制，多由先天禀赋不足或气血不足，风湿内侵所致。

（三）衰惫姿态

衰惫姿态是指人在脏腑精气虚衰和功能低下时表现出的特殊身体姿态。脏腑精气充足和功能正常是人体健康和强壮的根本保证。当脏腑精气虚衰，功能出现障碍时，人体会出现各种衰惫姿态，主要体现在头、背、腰、膝、骨"五府"的表现，这些姿态可以帮助我们了解脏腑的病变程度，并预测疾病的转归。

《素问·脉要精微论》云"夫五脏者，身之强也。头者，精明之府，头倾视深，精神将夺矣。背者，胸中之府，背曲肩随，府将坏矣。腰者，肾之府，转摇不能，肾将惫矣。膝者，筋之府，屈伸不能，行则偻附，筋将惫矣。骨者，髓之府，不能久立，行则振掉，骨将惫矣"，阐述了脏腑精气衰惫的姿态。

头是精气神明所居之处，头部低垂，无力抬起，两目深陷，呆滞无光，是精气神明衰惫的表现。

背与胸相连，是心肺所居之处，后背弯曲，两肩下垂，是心肺宗气衰惫的表现。

腰为肾之府，腰酸软疼痛不能转动，是肾精衰惫的表现；膝为筋腱聚会之处，两膝屈伸不利，行则俯身扶物，是筋衰惫的表现。

骨为藏髓之处，不能久立，行则振摇不稳，是髓不养骨，骨衰惫的表现。

以上衰惫姿态皆是脏腑精气虚衰的表现，多属病情较重，预后不良。

第三章

望舌

舌诊是通过观察人体舌质、舌苔及舌下络脉的变化，以诊察疾病的一种方法。舌诊又称为望舌，是望诊的重要内容，也是中医诊法的特色之一。

望舌质

舌质即舌的本体，故又称舌体，是舌的肌肉和脉络组织。望舌质包括观察舌的神、色、形、态 4 个方面的内容。

一、舌的形态结构

舌为一肌性器官，是由黏膜和舌肌组成，它附着于口腔底部、下颌骨、舌骨，呈扁平而长形。其主要功能是辨别滋味，调节声音，拌和食物，协助吞咽。

舌的上面称舌背，又称舌面；下面称舌底。舌背有一条人字界沟，将舌背分为舌体与舌根两部分；舌体的正中有一条不明显的纵行褶皱，称为舌正中沟。伸舌时一般只能看到舌体，故诊舌的部位主要是指舌体。中医学将舌体的前端称为舌尖，舌体的中部称为舌中，舌体的后部、人字形界沟之前称为舌根，两侧称为舌边。当舌上卷时，可见舌底，其正中线上有一条连于口腔底的皱襞，叫舌系带。舌系带终点两侧有一对圆形黏膜隆起，叫舌下肉阜，皆有腺管开口，中医称其左侧为金津，右侧为玉液，是胃津、肾液上潮的孔道。

舌面上覆盖着一层半透明的黏膜，舌背黏膜粗糙，形成许多突起，称为舌乳头。根据形状不同，舌乳头分为丝状乳头、蕈状乳头、轮廓乳头和叶状乳头四种。其中丝状乳头与蕈状乳头主要与舌象形成有关，而轮廓乳头和叶状乳头主要与味觉有关。

二、舌诊的原理与意义

（一）舌诊的原理

舌与脏腑、经络、气血、津液有着密切的联系。

1. 舌与脏腑关系

舌为心之苗。"心气通于舌，心和则舌能知五味矣。"手少阴心经之别系舌本。因心主血脉，而舌的脉络丰富，心血上荣于舌，因此可通过观察舌质的颜色，判断人体气血运行情况；心主神明，舌体的运动又受心神的支配，因此通过观察舌体运动是否灵活自如，语言是否清晰，可判断人体神志情况。故舌与心、神的关系极为密切，可以反映心、神的病变。

舌为脾之外候。舌居口中司味觉，中医学认为，舌苔是由胃气蒸发谷气上承于舌面而成，与脾胃运化功能相应，如清代章虚谷说："脾胃为中土，邪入胃则生苔，如地上生草也。"舌体赖气血充养，所以舌象能反映气血的盛衰，而与脾主运化、化生气血的功能直接相关。

肝藏血、主筋，足厥阴肝经络舌本；肾藏精，足少阴肾经循喉咙，夹舌本；足太阳膀胱经的经筋结于舌本；肺系上达咽喉，与舌根相连。其他脏腑组织，由经络沟通，也直接或间接与舌产生联系，因而其他脏腑一旦发生病变，舌象也会出现相应的变化。所以观察舌象的变化，可以测知内在脏腑的病变。

脏腑的病变反映于舌面，具有一定的分布规律。对此古代医籍有不同的划分记载，其中比较一致的说法是：舌质候五脏病变为主，侧重血分；舌苔候六腑病变为主，侧重气分。舌尖多反映上焦心肺的病变；舌中多反映中焦脾胃的病变；舌根多反映下焦肾的病变；舌两侧多反映肝胆的病变（图3-1-1）。根据临床观察，如舌尖红赤或破溃，多为心火上炎；舌体两侧出现青紫色斑点，多为肝经气滞血瘀；若舌见厚腻苔，多见于脾失健运所致的湿浊、痰饮、食积；若舌苔出现剥脱，在舌中多为脾阴不足，在舌根多为肾阴虚等等。说明某些内脏病变在舌象变化方面有一定的规律，但并非绝对，因为疾病表现是错综复杂的，故还须结合其他症状进行综合分析。

2. 舌与气血津液的关系

舌体的形质和舌色与气血的盛衰和运行状态有关，舌苔和舌体的润燥与津液的盈亏有关。心主血，肺主气，脾胃为气血生化

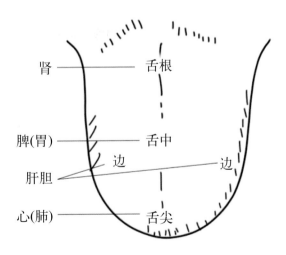

图 3-1-1　舌面脏腑分候

之源，舌为心之苗，是呼吸、消化共同通道之要冲，舌体的形质和舌色与气血的盈亏和运行状态密切相关，故气血的盛衰变化都能反映于舌。足少阴肾经上夹舌本，通舌下，唾为肾液，"玉液"是其上潮之孔；涎出于口，涎为脾液；口胃相通，"金津"为胃津上渗之道。故舌苔的润燥与津液的多少有关，其生成、输布离不开脏腑功能，尤其与肾、脾、胃等脏腑密切相关。所以通过观察舌体的润燥，可以判断体内津液的盈亏及邪热的轻重。

（二）舌诊的意义

舌象的变化能够较为客观、及时、准确地反映机体的病理变化。其中，舌质能反映脏腑气血的功能，舌苔能反映胃气盛衰和邪气的性质，所以舌诊能够诊断疾病的病位、病性、病势和进退，且舌象诊断简便易行，是中医诊察辨证和了解疾病变化的重要依据。

如，舌苔的厚薄反映病位的深浅，薄苔主表证，厚苔主里证；

舌苔由薄转厚主病进，舌苔由厚转薄主病退；

舌苔润燥反映津液的盛衰，润苔主津液未伤，燥苔主津液已伤；

寒证多见淡白舌，热证多见红绛舌等。

舌诊较为直观，相对容易掌握，舌诊主要是对舌的神、色、形、态的观察，相对于其他诊断方法，受医生主观因素影响较少，不同的医生之间容易形成共识，如颜色、大小、厚薄、润燥等较为直观。

三、舌诊的方法与注意事项

（一）舌诊的方法、技巧

1. 望舌的体位

患者可取坐位或仰卧位，面向自然光线，使舌面明亮，便于观察。医生的姿势可略高于患者，保证视野平面略高于患者的舌面，以便俯视舌面（图3-1-2）。

2. 伸舌的姿势

患者头略微抬起，自然伸舌，舌体放松，舌面平展，舌尖略向下，尽量张口使得舌体充分暴露。昏迷患者，可用压舌板撬开口或用开口器，总之，应充分暴露舌象。需要注意的是，如果伸舌用力过度，或伸舌时间过久，则会影响舌体血液循环，引起舌色改变，影响医生判断（图3-1-3）。

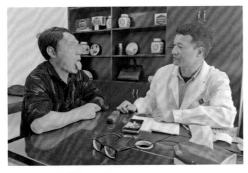

图 3-1-2　坐位望舌

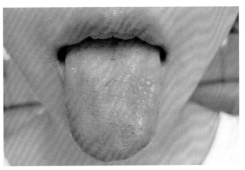

图 3-1-3　伸舌姿势

3. 望舌的顺序

首先是总体望舌，对于舌象有整体的印象，如观察整个舌体的色泽、胖瘦、运动等。然后按照舌尖、舌中、舌边、舌根的顺序依次观察舌质、舌苔（图 3-1-4）。望舌质，主要观察舌质的颜色、光泽、形状及动态等；望舌苔，重点观察舌苔的有无、色泽、质地及分布状态等。最后根据病情还可观察舌下络脉。需要注意的是，望舌需要要求医生既要迅速敏捷，又要全面准确，尽量减少患者伸舌的时间，以免口舌疲劳。若一次望舌判断不准，可让患者休息 3～5min 后，再重新望舌。

4. 揩舌或刮舌验苔

当患者舌苔过厚，或者出现与病情不相符合的苔质、苔色时，为了确定其有根、无根，或是否染苔等，可结合揩舌或刮舌方法，也可直接询问患者在望舌前的饮食、服用药物等情况，以便正确判断。

① 揩舌：医生用消毒纱布缠绕于右手示指两圈，蘸少许清洁水，力量适中，从舌根向舌尖揩抹 3～5 次（图 3-1-5）。

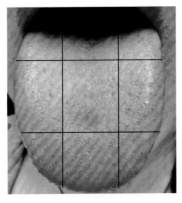

图 3-1-4　望舌顺序

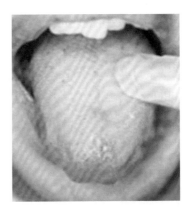

图 3-1-5　揩舌

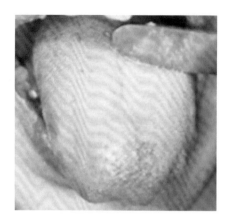

图 3-1-6　刮舌

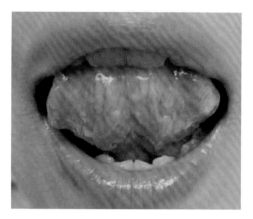

图 3-1-7　望舌下络脉

② 刮舌：医生用消毒的压舌板边缘，以适中的力量，在舌面上，从舌根向舌尖刮 3～5 次（图 3-1-6）。

5.观察舌下络脉

嘱患者尽量张口，舌尖向上腭方向翘起并轻轻抵于上腭，舌体自然放松，勿用力太过，使舌下络脉充分暴露，便于观察。首先观察舌系带两侧大络脉的颜色、长短、粗细，有无怒张、弯曲等异常改变，然后观察周围细小络脉的颜色和形态有无异常（图 3-1-7）。

（二）舌诊的注意事项

1.光线

光线的强弱与色调，对舌色的影响极大。望舌应该以白天充足而柔和的自然光线为好，患者面向光亮处，使光线直射口内，要避开有色门窗和周围反光较强的有色物体，以免舌苔颜色产生假象。在晚上或在暗处，昏暗的灯光会使舌苔的黄、白两色难以分辨，或使白苔类似灰苔、红舌类似紫舌。因此，以用日光灯或强光手电筒照明为宜，必要时应白天复查一次。总之，人工照明总有缺陷，白炽灯灯光红或黄色成分多，日光灯灯光青或蓝色成分多，临床能考虑这些因素，也可避免一些误诊（图 3-1-8）。

2.伸舌姿势

伸舌姿势不当，如过分用力、舌体紧张卷曲，都会影响舌体血液循环而引起舌色改变。若过分用力，使舌体紧张，或伸舌时间过久，都会影响舌体

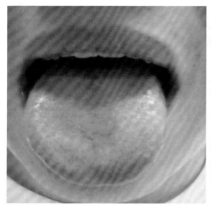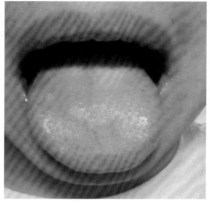

图 3-1-8　同一舌象不同光线的差异

血液循环而出现假象。如伸舌过于用力，舌体呈圆柱形或呈尖形，会导致舌的颜色加深；若两侧卷曲，会使舌边尖颜色加深；若用力伸舌过久，则会引起舌质渐呈青紫色。伸舌时，牙齿轻咬舌头，只露出短短的舌尖；或者由于舌体过于紧张而卷曲、颤抖；用牙齿刮舌面；口未充分张开，只稍稍伸舌，露出舌尖；舌体伸出时舌边、舌尖上卷，或舌肌紧缩，或舌体上翘，或左右歪

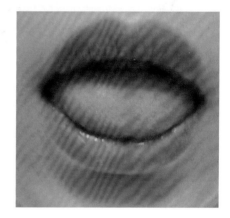

图 3-1-9　错误伸舌

斜等，这些都不利于医生观察舌象（3-1-9）。因此，望舌时医生应指导患者正确的伸舌姿势，或者示范正确的姿势。

3. 望舌时间

由于伸舌较久舌质的色泽会发生变化，因此，医生望舌时要求做到迅速敏捷、全面准确。一次望舌的时间不宜过长，一般不超过 30s。如果一次判断不清，可令患者休息 1～3min 后重新望舌一次。

4. 饮食影响

饮食对舌象影响也很大，常使舌苔形、色发生变化。由于咀嚼食物的反复摩擦，可使舌质偏红、厚苔转薄；刚刚饮水，则使舌面湿润；过冷、过热

的饮食以及辛辣等刺激性食物，常使舌色改变，如辣椒、大蒜及灼热刺激可使舌色由淡红转红、由红转绛，食冷饮等可使舌色变成淡紫等。此外某些食物或药物，会使舌苔染色，出现假象，称为"染苔"，如哺乳或饮用牛奶之后呈白苔；食用花生、瓜子、豆类等食物，使舌面附着黄白色渣滓，似腐腻苔；饮用酸梅汤、咖啡、盐橄榄等，使舌苔呈黑褐色或茶色；吃鸡蛋黄、橘子、柿子以及维生素 B_2、黄连素、呋喃唑酮等药物，常使苔色变黄。疑似染苔者，除刮舌外，也可以温水漱口，除去饮食渣滓及染色，亦可作为判断染苔之一法（图 3-1-10）。

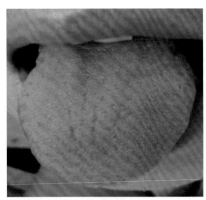 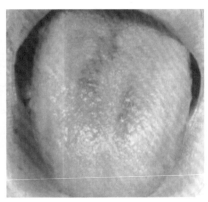

食物染苔　　　　　　　　　　药物染苔

图 3-1-10　染苔

5. 口腔因素

牙齿残缺，可造成同侧舌苔偏厚；镶牙可使舌边留有齿痕；因鼻塞而张口呼吸，或睡觉时张口呼吸者，舌苔偏干燥。这些因素所致的舌象异常，都不能作为机体的病理征象，临床上应仔细鉴别，以免误诊。

6. 患者的就诊习惯

有些患者早晨刷牙时用力用牙刷刮舌面，目的是让医生看清舌象，但恰恰是因为这样，反而让医生看不准确。有些患者在伸舌之前，会特意咽一下口水，吞咽口水则水分减少，这样舌苔就会显得比较干燥。因此，在望舌之前医生应先嘱咐患者精神放松，自然伸舌，不要特意吞咽口水。对有刮舌习惯的患者，应交代其下次就诊前不要刮舌。

7. 注意舌象的生理差异

儿童阴阳稚嫩，脾胃尚弱，生长发育很快，往往处于代谢旺盛而营养相对不足的状态，舌质纹理多细腻而淡嫩，舌苔偏少易剥落；老年人精气渐衰，脏腑功能渐弱，气血运行迟缓，舌色较暗红。女性经前期可以出现蕈状乳头充血而舌质偏红，或舌尖部的点刺增大，月经过后可恢复正常，属生理现象。

8. 季节影响

正常舌象，往往随不同季节和时间而稍有变化。如夏季暑湿较盛，舌苔多厚，或有淡黄；秋季燥气当令时，舌苔多薄而干；冬季严寒，舌常湿润。有病之舌象，冬夏之转归与预后亦不同。

四、舌神

望舌神主要表现在舌质的荣润和灵动方面。察舌神之法，关键在于辨荣枯。

（一）荣舌

舌象特征　舌运动灵活，舌色红润，鲜明光泽、富有生气（图 3-1-11）。
临床意义　为气血充盛的表现，常见于健康人，或虽病亦属善候。

（二）枯舌

舌象特征　舌运动不灵，舌质干枯，晦暗无光（图 3-1-12）。
临床意义　为气血衰败的征象，多属危重病证，属凶险恶候。

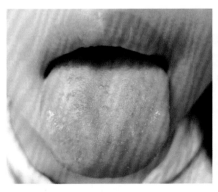 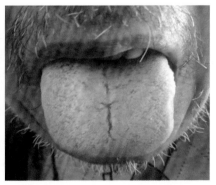

图 3-1-11　荣舌　　　　　　　　　　图 3-1-12　枯舌

五、舌色

舌色，即舌质的颜色。一般可分为淡白、淡红、红、绛、青紫五种。

（一）淡红舌

舌象特征 舌色白里透红，不深不浅，淡红适中（图 3-1-13）。

临床意义 此乃气血上荣之表现，说明心气充足，阳气布化，常见于健康人，或外感表证初起，未伤及气血脏腑；或内伤杂病病情尚轻。

（二）淡白舌

舌象特征 舌色较淡红舌浅淡，白多红少，甚至全无血色，称为淡白舌（图 3-1-14）。

临床意义 主气血两虚、阳虚。枯白舌主亡血夺气。

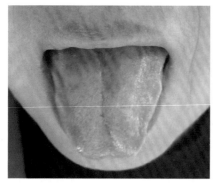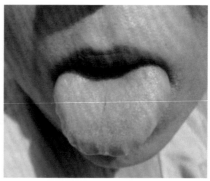

图 3-1-13　淡红舌　　　　　　图 3-1-14　淡白舌

（三）红舌

舌象特征 舌色鲜红，较淡红舌为深，称为红舌（图 3-1-15）。

临床意义 见于热证。舌鲜红而起芒刺，或兼黄厚苔，多属实热证。鲜红而少苔，或有裂纹，或红光无苔，为虚热证。舌尖红，多为心火上炎，舌两边红，多为肝经有热。

（四）绛舌

舌象特征 较红舌颜色更深之舌，或略带暗红色，称为绛舌（图 3-1-16）。

临床意义 有外感与内伤之分。在外感病为热入营血，内伤杂病为阴虚火旺。

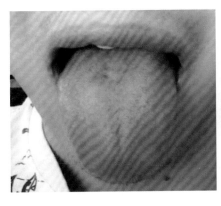

图 3-1-15　红舌

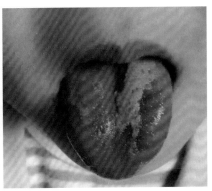

图 3-1-16　绛舌

（五）青紫舌

舌象特征 全舌淡紫而无红色，称为青舌，又称为水牛舌。深绛而色暗称为紫舌。其中，舌淡而泛现青紫者，为淡紫舌，舌红而泛现紫色者，为紫红舌；舌绛而泛现紫色者为紫舌，舌体局部出现紫色斑点，大小不等，称为紫斑或紫点。舌色如皮肤暴露之"青筋"，或全无红色，称为青舌（图 3-1-17）。

临床意义 见于气血瘀滞。

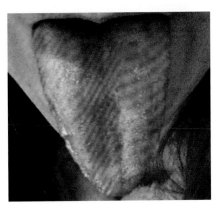

图 3-1-17　青紫舌

六、舌形

舌形是指舌体的形状，包括老嫩、胖瘦、裂纹、芒刺、齿痕等异常变化。

（一）老舌

舌象特征 舌体坚敛苍老，纹理粗糙或皱缩，其色较深，谓老舌（图 3-1-18）。

临床意义 多见于实证。

（二）嫩舌

舌象特征 舌体浮胖娇嫩，纹理细腻，其色较淡，称为嫩舌（图 3-1-19）。

临床意义 多见于虚证。

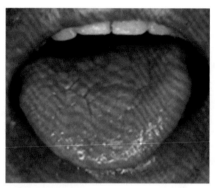 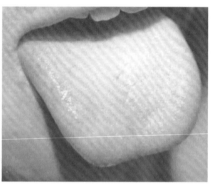

图 3-1-18 老舌　　　　　　　　图 3-1-19 嫩舌

（三）胖大舌

舌象特征 舌体较正常舌大，甚至伸舌满口，称胖大舌（图 3-1-20）。胖大舌常伴有舌边齿痕则称为齿痕舌，但亦有舌体不胖大而出现齿痕，是舌质较嫩的齿痕舌。

临床意义 主水饮痰湿阻滞。

（四）肿胀舌

舌象特征 舌体肿大，舌色鲜红或青紫，胀塞满口，不能缩回闭口，称肿胀舌（图 3-1-21）。

临床意义　肿胀舌多因热毒、酒毒致气血上壅，从而出现舌体肿胀，多主热证或中毒病证。

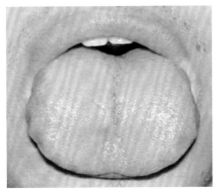
图 3-1-20　胖大舌

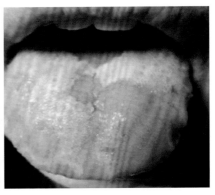
图 3-1-21　肿胀舌

（五）瘦薄舌

舌象特征　舌体瘦小枯薄者，称为瘦薄舌（图 3-1-22）。

临床意义　主气血两虚或阴虚火旺。舌体瘦薄，舌色淡白者，多见于久病气血两虚；舌体瘦薄，舌色红绛舌干少苔或无苔，多见于阴虚火旺。

（六）点刺舌

舌象特征　点指突起于舌面的红色、白色或黑色星点。大者为星，称红星舌；小者为点，称红点舌。刺指舌乳头突起如刺，摸之棘手的红色或黄黑色点刺，称为芒刺舌。点和刺相似，时常并见，故合称点刺舌（图 3-1-23）。

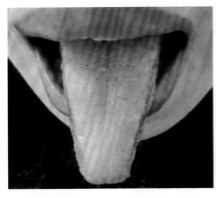
图 3-1-22　瘦薄舌

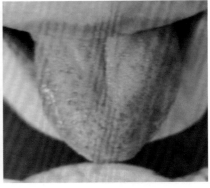
图 3-1-23　点刺舌

临床意义　主脏腑阳热亢盛，或为血分热盛。根据点刺所在部位不同，则可推测不同的病变部位。如舌尖生点刺，多为心火亢盛；舌边有点刺，多属肝胆火盛；舌中生点刺，多为胃肠热盛。而根据点刺的颜色还能判断气血运行情况以及疾病程度。如点刺鲜红为血热，点刺绛紫为热盛而气滞血瘀。

（七）裂纹舌

舌象特征　舌面上有裂沟，深浅不一、多少不等，称为裂纹舌（图3-1-24）。若裂沟中无舌苔覆盖者，多见于病理性裂纹舌，反之则多见于先天性裂纹舌。

临床意义　主精血亏虚，或阴津耗损，舌体失养。

（八）齿痕舌

舌象特征　舌体边缘有牙齿压印的痕迹，称齿痕舌或齿印舌（图3-1-25）。

临床意义　主脾虚或湿盛。淡白湿润而有齿痕多见于寒湿壅盛；淡红而有齿痕，多见于气虚、脾虚；舌红而肿胀满口，边有齿痕，多见于湿热痰浊。

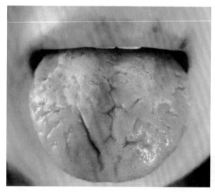 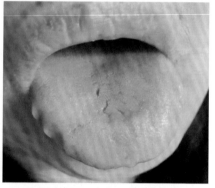

图 3-1-24　裂纹舌　　　　　图 3-1-25　齿痕舌

七、舌态

舌态指舌体运动时的状态。正常舌态舌体活动灵敏，伸缩自如，说明机体气血充盛，经脉通调，脏腑健旺。病理舌态有强硬、痿软、短缩、颤动、歪斜、吐弄等。

（一）强硬舌

舌象特征　舌体板硬强直，运动不灵，卷伸不利，以致语言謇涩不清，称为强硬舌（图 3-1-26）。

临床意义　见于热入心包，高热伤津，痰浊内阻，中风或中风先兆等症。舌强硬而舌色红绛少津，多见于热入营血之证。舌体强硬而舌苔厚腻，多见于风痰阻络，突然舌强语言謇涩，伴有肢体麻木、眩晕者多为中风先兆。

（二）痿软舌

舌象特征　舌体软弱，痿废不灵，不能随意伸缩回旋，称为痿软舌（图 3-1-27）。

临床意义　见于气血俱虚，热灼津伤，阴亏已极等。舌痿软而红绛少苔，多见于外感热病后期，邪热伤阴，或内伤久病，阴虚火旺。舌痿软而舌色枯白无华，多见于久病气血虚衰，全身情况较差的患者。

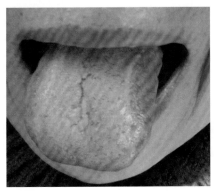 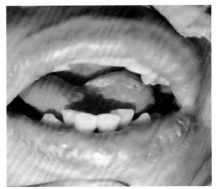

图 3-1-26　强硬舌　　　　　　　　图 3-1-27　痿软舌

（三）短缩舌

舌象特征　舌体紧缩而不能伸长，严重者舌不抵齿，称为短缩舌（图 3-1-28）。

临床意义　见于寒凝筋脉、热盛伤津，无论因虚因实，皆属危重证候。此外，先天性舌系带过短，亦会出现舌体短缩情况，不属病态。

（四）颤动舌

舌象特征　舌体震颤抖动，不能自主，动摇不宁，称为颤动舌。

临床意义　主血虚生风，热极生风。

（五）歪斜舌

舌象特征　伸舌偏斜，舌体不正，称为歪斜舌（图3-1-29）。

临床意义　主痰瘀阻络，多见于中风证或中风先兆。

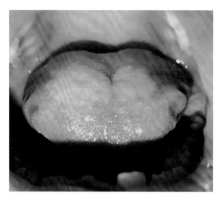
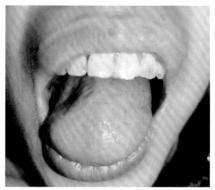

图 3-1-28　短缩舌　　　　　　图 3-1-29　歪斜舌

（六）吐弄舌

舌象特征　舌伸出口外不即回收者为吐舌；舌不停舐上下左右口唇或舌微出口外，立即收回，皆称为"弄舌"。

临床意义　见于心、脾两经有热，灼伤津液。弄舌也常见于小儿智能发育不全。

八、舌下络脉

正常人舌下位于舌系带两侧各有一条纵行的大络脉，称为舌下络脉。其管径不超过2.7mm，长度不超过舌尖至舌下肉阜连线的五分之三，颜色暗红。脉络无怒张、紧束、弯曲、增生，排列有序。绝大多数为单支，极少有双支出现（图3-1-30）。

望舌下络脉主要观察其长度、形态、色泽、粗细、舌下小血络等变化。

望舌下络脉的方法：让患者张口，将舌体向上腭方向翘起，舌尖可轻抵上腭，勿用力太过，使舌体自然放松，舌下络脉充分显露。先观察舌系带两侧大络脉的长短、粗细、颜

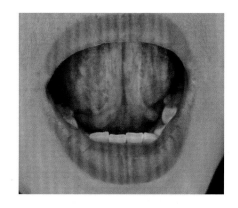

图 3-1-30　正常舌下络脉

色，有无怒张、弯曲等异常改变，然后观察周围细小络脉的颜色、形态有无异常。

舌下络脉异常及其临床意义：舌下络脉短而细，周围小络脉不明显，舌色偏淡者，多属气血不足，脉络不充（图3-1-31）。舌下络脉粗胀，或呈青紫、绛、绛紫、紫黑色，或舌下细小络脉呈暗红色或紫色网状，或舌下络脉曲张如紫色珠子状大小不等的结节等改变，皆为血瘀的征象（图3-1-32）。其形成原因可有气滞、寒凝、热郁、痰湿、气虚、阳虚等，需结合其他症状综合分析。

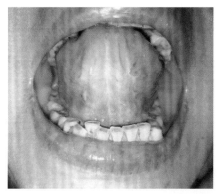

图 3-1-31　舌下络脉短细

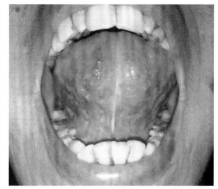

图 3-1-32　舌下络脉粗胀呈网状

舌下络脉的变化，有时会早于舌色变化，因此，舌下络脉是分析气血运行情况的重要依据。

望舌苔

正常的舌苔是由胃气上蒸所生，故胃气的盛衰，可从舌苔的变化上反映出来。病理舌苔是胃气夹邪气上升而形成。望舌苔应注意苔质和苔色两方面的变化。

一、苔质

苔质指舌苔的形质。包括舌苔的厚薄、润燥、糙黏、腐腻、剥落、偏全、有根无根等变化。

（一）厚苔与薄苔

舌象特征 厚薄以"见底"和"不见底"为标准。凡透过舌苔隐约可见舌质的为见底，即为薄苔（图 3-2-1）。不能透过舌苔见到舌质的为不见底，即厚苔（图 3-2-2）。

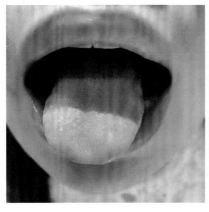 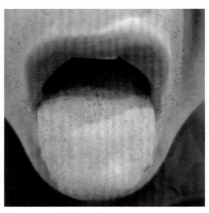

图 3-2-1　薄苔　　　　　　　　图 3-2-2　厚苔

临床意义　薄苔多为疾病初起或病邪在表，未伤胃气，病情较轻。厚苔多为病邪入里，或胃肠积滞，病情较重。《辨舌指南》云："薄苔者，表邪初见；厚苔者，里滞已深。"

（二）润苔与燥苔

舌象特征　舌面润泽，干湿适中，是润苔（图3-2-3）。若水液过多，扪之湿而滑利，甚至伸舌涎流欲滴，为滑苔（图3-2-4）。若望之干枯，扪之无津，为燥苔（图3-2-5）。苔质粗糙，称为糙苔（图3-2-6）。

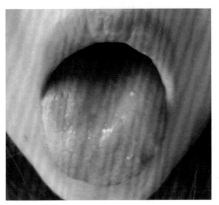

图 3-2-3　润苔

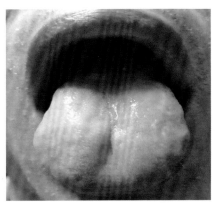

图 3-2-4　滑苔

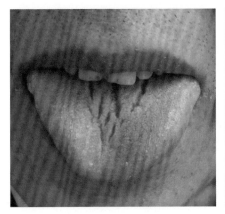

图 3-2-5　燥苔

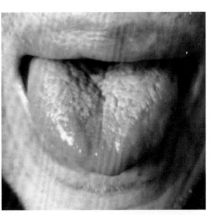

图 3-2-6　糙苔

临床意义 润苔提示津液未伤。滑苔多见于阳虚而痰饮水湿内停之证。燥苔多见于热盛伤津、阴液不足，阳虚水不化津。糙苔可由燥苔进一步发展而成，如高热、大汗、吐泻后，或过服温燥药物等，导致津液不足，舌苔失滋润而干燥；亦有因阳气为阴邪（水饮痰湿等）所困，不能上蒸津液濡润舌苔导致，为津失疏布的表现。

（三）腐苔与腻苔

舌象特征 苔质颗粒细腻致密，揩之不去，刮之不脱，上面罩一层油腻状黏液，称为腻苔（图3-2-7、图3-2-8）。苔厚而颗粒粗大疏松，揩之可去，形如豆腐渣堆积舌面，称为腐苔（图3-2-9）。若苔上黏厚一层有如疮脓，则称脓腐苔。舌上生糜点如饭粒，或满舌白糜形似凝乳，甚则蔓延至舌下或口腔其他部位，揩之可去，旋即复生，揩去之处舌面多光剥无苔，称之为霉苔，亦称为霉腐苔。

临床意义 腐苔见于痰浊、食积。腻苔多见于痰饮、湿浊内停等证。霉苔提示气阴两虚，湿热秽浊之邪泛滥，多见于重危患者或营养不良的小儿。

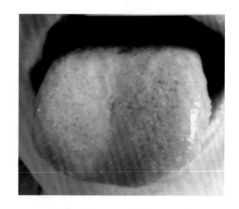

图 3-2-7　腻苔（1）

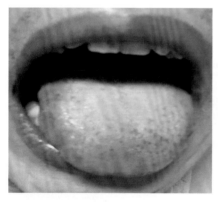

图 3-2-8　腻苔（2）

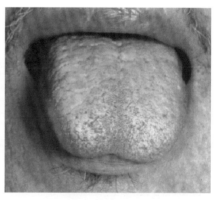

图 3-2-9　腐苔

（四）剥落苔

舌象特征 患者舌本有苔，忽然全部或部分剥脱，剥处见底，称剥落苔（图3-2-10）。若全部剥脱，不生新苔，光洁如镜，称镜面舌（图3-2-11）。

临床意义 一般主胃气匮乏，胃阴枯涸或气血两虚，亦是全身虚弱的一种征象。舌红苔剥，多为阴虚；舌淡苔剥或类剥苔，多为血虚或气血两虚；镜面舌，多见于重病阶段；镜面舌色红者，为胃阴干涸，胃无生发之气；舌色㿠白如镜，毫无血色者，主营血大亏，阳气将脱，病危难治。

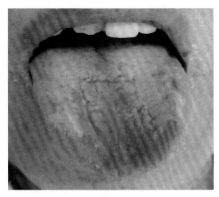

图 3-2-10　剥落苔

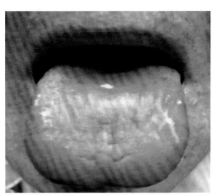

图 3-2-11　镜面舌

（五）真苔与假苔

舌象特征 无论苔之厚薄，若紧贴舌面，似从舌里生出者是为真苔，又叫有根苔；若苔不着实，似浮涂舌上，刮之即去，非如舌上生出者，称为假苔，又叫无根苔。

临床意义 有根苔表示病邪虽盛，但胃气未衰，后期见之属佳兆；无根苔表示胃气已衰，胃肾之气不能上潮，后期见之属危兆。

二、苔色

苔色，即舌苔之颜色，一般分为白苔、黄苔、灰黑苔三类及兼色变化。由于苔色与病邪性质有关，所以观察苔色可以了解疾病的性质。

（一）白苔

舌象特征　舌面上附着的苔垢呈现白色，有薄厚之分。舌体上有薄薄分布一层白色舌苔，为薄白苔；舌尖及舌边稍薄，中根部较厚，苔色呈乳白色或粉白色，为厚白苔；苔白如积粉，扣之不燥者，为积粉苔（图3-2-12，图3-2-13，图3-2-14）。

临床意义　一般薄白苔多见于表证、寒证，薄白苔亦为正常舌苔的表现之一；厚白苔多见于里证、湿浊内困或痰饮内停等；积粉苔多见于外感温热病，提示燥热伤津。

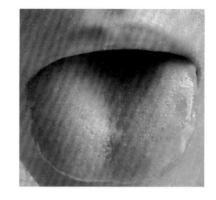

图3-2-12　薄白苔

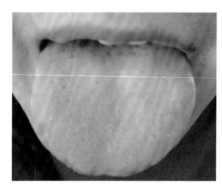

图3-2-13　厚白苔

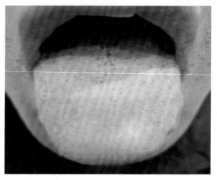

图3-2-14　积粉苔

（二）黄苔

舌象特征　舌苔呈现黄色，有薄黄、深黄、焦黄之分。薄黄苔是在薄白苔上出现均匀的浅黄色，多由薄白苔转化而来；深黄苔又称正黄苔，苔色黄而略深厚；焦黄苔又称老黄苔，是正黄色中夹有灰褐色苔（图3-2-15，图3-2-16，图3-2-17）。

临床意义　主热证、里证。舌苔由白转黄，提示邪已化热入里，苔色愈黄，邪热愈甚。淡黄苔为热轻，深黄苔为热重，焦黄苔为热极。

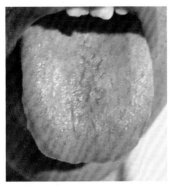
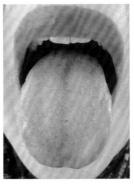
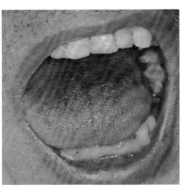

图 3-2-15　薄黄苔　　　图 3-2-16　深黄苔　　　图 3-2-17　焦黄苔

（三）灰黑苔

舌象特征　灰苔与黑苔同类，灰苔即浅黑苔（图 3-2-18，图 3-2-19），多由白苔或黄苔转化而成，其中苔质润燥是鉴别灰黑苔寒热属性的重要指征。

临床意义　主阴寒内盛，或里热炽盛等。一般来说，黑苔多在疾病持续一定时日，发展到相当程度后才出现，所以灰黑苔主里热或里寒的重证。苔色深浅与疾病程度相应。在寒湿病中出现灰黑苔，多由白苔转化而成，其舌苔灰黑必湿润多津；在热性病中出现，多由黄苔转变而成，其舌苔灰黑必干燥无津液。

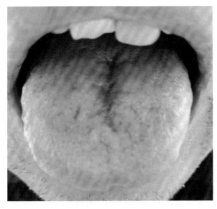
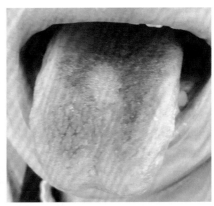

图 3-2-18　舌中部灰苔　　　　　图 3-2-19　黑苔

三、舌象的综合分析

（一）察舌之神气和胃气

舌象有神气、有胃气者，说明病情较轻，正气未衰，或疾病虽重，但预后较好；舌象无神气、无胃气者，说明病情较重，或不易恢复，预后较差。

1. 舌之神气

舌神是全身神气表现的一部分。无论舌象如何变化，通过观察舌神的有无，可把握体内气血、津液的盈亏，脏腑的盛衰及疾病转归之凶吉等基本情况。《望诊遵经·望舌诊法提纲》云："神也者……得之则生，失之则死，变化不可离，斯须不可去者也。"

舌神的基本特征主要表现在舌体的色泽和舌体运动两方面。舌之颜色反映气血的盛衰，舌体润泽与否可反映津液的盈亏，而舌体运动可反映脏腑的虚实。舌色红活明润，舌体活动自如者，为有神气；舌色晦暗枯涩，活动不灵者，为无神气。其中尤以舌色是否"红活润泽"作为辨别要点。有神之舌，说明阴阳气血精神皆足，生机乃旺，虽病也是善候，预后较好；无神之舌，说明阴阳气血精神皆衰，生机已微，预后较差。《辨舌指南》云："荣者谓有神……凡舌质有光有体，不论黄、白、灰、黑，刮之里面红润，神气荣华者，诸病皆吉；若舌质无光无体，不拘有苔无苔，视之里面枯晦，神气全无者，诸病皆凶。"

2. 舌之胃气

胃气的盛衰，可从舌苔是否有根表现出来。有根苔提示胃气充足，无根苔提示胃气衰败，是无胃气的征象。书中有所谓舌苔当分有地无地者，地即苔之里层，不可刮去者也，这种舌苔并不是舌质的一部分。

（二）舌质舌苔综合分析

舌苔和舌质的变化，所反映的生理病理意义各有侧重。一般认为，舌质颜色、形态主要反映脏腑气血津液的情况；舌苔的变化，主要与感受病邪和病证的性质有关。所以，察舌质可以了解脏腑虚实、气血津液的盛衰；察舌苔重在辨别病邪的性质、邪正的消长及胃气的存亡。

人是有机的整体，疾病是一个复杂的发展过程，舌象与机体的脏腑、气血以及各项生理功能都有密切联系。因此，临床诊病时，不仅要分别掌握舌质、舌苔的基本变化及其主病，还应注意舌质和舌苔之间的相互关系，将舌体和舌苔综合起来进行分析。

1. 舌苔或舌质单方面异常

一般无论病之新久，提示病情尚属单纯。如淡红舌而伴有干、厚、腻、滑、剥等苔质变化，或苔色出现黄、灰、黑等异常时，主要提示病邪性质、病程长短、病位深浅、病邪盛衰和消长等方面情况，正气尚未明显损伤，故临床治疗时应以祛邪为主。舌苔薄白而出现舌质老嫩、舌体胖瘦或舌色红绛、淡白、青紫等变化时，主要反映脏腑功能强弱，或气血、津液的盈亏及运行的畅滞，病邪损及营血的程度等，临床治疗应着重于调整阴阳，调和气血，扶正祛邪。

2. 舌苔和舌质均出现异常

（1）舌质与舌苔变化一致：提示病机相同，所主病证一致，说明病变比较单纯。例如舌质红，舌苔黄而干燥，主实热证；舌质红绛而有裂纹，舌苔焦黄干燥，多主热极津伤；舌质红瘦，苔少或无苔，主阴虚内热；舌质淡嫩，舌苔白润，主虚寒证；青紫舌，舌苔白腻，多为气血瘀阻、痰湿内停的病理特征。

（2）舌苔和舌质变化不一致：舌质与舌苔不一致，甚至出现相反的变化，多提示病因病机比较复杂，此时应对二者的病因病机以及相互关系进行综合分析。如淡白舌黄腻苔，舌色淡白主虚寒，而苔黄腻又主湿热，舌色与舌苔反映的病性相反，但舌质主要反映正气，舌苔主要反映病邪，所以，若平素脾胃虚寒者，再复感湿热之邪便可见上述舌象，此为寒热夹杂，本虚标实。又如舌质红绛，舌苔白滑腻，舌质红绛，本属内热，而苔白腻，又常见于寒湿内郁，苔与舌反映出寒、热二种病性，其成因可由外感热病，营分有热，故舌质红绛，但气分有湿，则苔白滑腻；或平素为阴虚火旺之体，复感寒湿之邪，痰食停积，故舌苔白而滑腻；或外感湿温病，因体内有热可见舌红绛，但又因为内有湿邪困阻，阳气不能外达，亦可见苔白腻。所以，当舌质舌苔所反映的病性不一致时，往往提示体内存在两种或两种以上的病理变化，舌象的辨证意义亦是二者的结合，临床应注意分析病变的标本缓急。

（三）舌象的动态分析

在疾病发展过程中，无论外感或内伤，都有一个发生、发展及转归的变动过程，舌象作为反映疾病的敏感体征，亦会随之发生相应的改变，通过对舌象的动态观察，可以了解疾病的进退、顺逆等病变势态。

如外感病中舌苔由薄变厚，表明邪气由表入里；舌苔由白转黄，为病邪化热的征象；舌色由淡红变红绛，舌苔干燥为邪热充斥，气营两燔；舌苔剥落，舌质红绛，为热入营血，气阴俱伤等。内伤杂病的发展过程中，舌象亦会产生一定的变化规律。如中风患者见舌色淡红，舌苔薄白，表示病情较轻，预后良好；如舌色由淡红转红、暗红、红绛、紫暗，舌苔黄腻或焦黑，或舌下络脉怒张，表明风痰化热，瘀血阻滞；反之，舌色由暗红、紫暗转为淡红，舌苔渐化，多提示病情趋向稳定好转。掌握舌象与疾病发展变化的关系，可以充分认识疾病不同阶段所发生的病理改变，为早期诊断、早期治疗提供重要依据。

四、临床舌象分析

舌诊简便易行，舌象的变化能较客观准确地反映病情，可作为诊断疾病、了解病情的发展变化和辨证的重要依据。《临症验舌法》云："凡内外杂证，亦无一不呈其形、着其色于舌……据舌以分虚实，而虚实不爽焉；据舌以分阴阳，而阴阳不谬焉；据舌以分脏腑、配主方，而脏腑不瘥、主方不误焉。危急疑难之顷，往往症无可参，脉无可按，而惟以舌为凭，妇女幼稚之病，往往闻之无息，问之无声，而惟有舌可验。"

舌诊的临床意义有如下几个方面。

1. 判断邪正盛衰

正气之盛衰，可在舌象方面反映出来，如舌体淡红，柔软灵活，苔薄白而润，说明正气充足，气血运行正常，津液未伤；舌色淡白，是气血两虚；舌干苔燥，是津液已伤；舌苔有根，是胃气充足；舌苔无根或光剥无苔，是胃气衰败；舌色青紫，或有斑点，或舌下络脉怒张，为血瘀的指征。

2. 区别病邪性质

不同的病邪致病，在舌象上反映出不同的变化。如外感风寒，苔多薄白；外感风热，苔多薄白而干；寒湿为病，多见舌淡苔白滑；湿浊、痰饮、食积或外感秽浊之气，均可见舌苔厚腻；燥邪为患，则舌红少津；实热证，则舌红绛苔黄燥；内有瘀血，舌紫暗或有斑点，或舌下络脉怒张。故风、寒、热、燥、湿、痰、瘀、食等诸种病因，大多可从舌象上加以鉴别。

3. 辨别病位浅深

病邪轻浅多见舌苔变化，而病情深重可见舌苔舌质同时变化。如外感病中，苔薄白是疾病初起，病情轻浅；苔黄厚，舌质红为病邪入里，病情较重，主气分热盛；邪入营分，可见舌绛；邪入血分，可见舌质深绛或紫暗，苔少或无苔。说明不同的舌象提示病位浅深不同。内伤杂病中，若脏腑功能失常，亦可反映于舌。一般舌尖红起芒刺，属心火亢盛；舌边红多属肝胆有热；舌苔白而厚腻，多因脾失健运，湿邪内阻，如见于湿浊、痰饮等；舌中苔黄厚腻，多属脾胃湿热；舌体颤动，多为肝风内动；舌体歪斜，为中风或中风先兆等。

4. 推断病势进退

通过对舌象的动态观察，可测知疾病发展的进退趋势。从舌苔上看，若苔色由白转黄，由黄转为灰黑，苔质由薄转厚，由润转燥，多为病邪由表入里，由轻变重，由寒化热，邪热内盛，津液耗伤，为病势发展。反之，若舌苔由厚变薄，由黄转白，由燥转润，为病邪渐退，津液复生，病情向好的方向转变。若舌苔骤增骤退，多为病情暴变所致。如薄苔突然增厚，是邪气急骤入里的表现；若满舌厚苔突然消退，是邪盛正衰，胃气暴绝的表现，二者皆为恶候。从舌质上看，舌色由淡红转为红、绛或绛紫，或舌面有芒刺、裂纹，是邪热内入营血，有伤阴、血瘀之势；若淡红舌转淡白、淡紫湿润，舌体胖嫩有齿痕，为阳气受伤，阴寒内盛，病邪由表入里，由轻转重，病情由单纯变为复杂，为病进。

5. 估计病情预后

舌荣有神，舌面有苔，舌态正常者，为邪气未盛，正气未伤，胃气未败，预后较好；舌质枯晦，舌苔无根，舌态异常者，为正气亏虚，胃气衰败，病情多凶险。

第四章

局部望诊

　　局部望诊是在全身望诊的基础上，根据病情和诊断的需要，对患者的某些局部进行深入、细致地观察，以测知病情的诊察方法。局部望诊时，首先要树立中医的整体观念，人是一个有机整体，人体各脏腑组织之间在功能上互相协调、病理上互为影响。全身的病变可反映于相应的局部，局部的病变也可影响至全身，故观察局部的异常变化，既可诊断局部的具体疾病，也有助于了解整体的状态。局部望诊较之全身望诊，对病证的性质及部位的判断更加具体、明确。局部望诊的内容，主要包括望头面、五官、颈项、躯体、四肢、二阴、乳房及皮肤等。

望头面

一、望头

头为精明之府，内藏脑髓，为元神所居之处；脑为髓之海，髓为肾精所化，故为肾所主；十二经脉及奇经八脉都直接或间接与头有联系，手足三阳经、督脉、阳维脉、阳跷脉皆上行于头，故曰"头为诸阳之会"；足厥阴肝经达头顶，任脉、冲脉亦上行于头，脏腑精气皆上荣于头。故望头部的情况，可以诊察肾、脑的病变和脏腑精气的盛衰。望诊时应注意观察头形、囟门、动态的异常。

（一）头形

多用于颅骨发育期的婴幼儿，可成为某些疾病的典型体征。望头形主要观察头的外形和动态。头形的大小可以通过头围（头部通过眉间和枕骨粗隆的横向周长）来衡量，测量时用一条软尺，经过眉间和枕骨粗隆最高处绕头一周。一般新生儿约为34cm，半岁约为42cm，1岁约为45cm，2岁约为47cm，3岁约为48.5cm，5岁以后头围接近成人。若新生儿头围小于32cm，或3岁后仍小于45cm则为头形过小；若新生儿头围大于37cm，则为头形过大。头形异常主要包括头颅过大、头颅过小及头颅畸形。

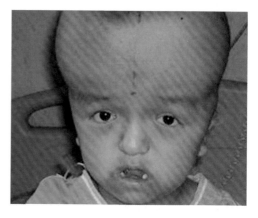

图 4-1-1　头大

1. 头大

头身比例过大，头颅增大，颅缝开裂，面部较小，智力低下者，称头大（图4-1-1）。多因先天不足，肾精亏损，水液停聚于脑所致。

2. 头小

头身比例过小，头颅狭小，头顶尖圆，颅缝早合，智力低下者，称头小（图 4-1-2）。多因肾精不足，颅骨发育不良所致。

3. 方颅

小儿前额左右突出，头顶平坦，颅呈方形（图 4-1-3），亦是因肾精不足或脾胃虚弱，颅骨发育不良所致，可见于佝偻病、先天性梅毒等患儿。

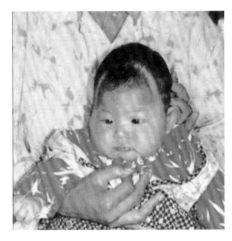

图 4-1-2 头小

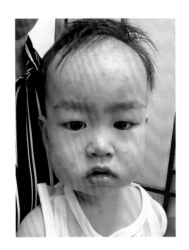

图 4-1-3 方颅

（二）囟门

主要用于婴幼儿，婴幼儿头顶部颅骨闭合不紧形成的间隙，称为囟门。囟门有前囟、后囟之分。前囟呈菱形，约出生后 12～18 个月内闭合，后囟呈三角形，约出生后 2～4 个月内闭合。因此，前囟一般是临床观察的主要部位。正常情况下，囟门是平坦的，外观上看不出来，小儿哭闹、咳嗽、用力或排便时，囟门稍显凸出多为正常现象。囟门的病变主要包括囟填、囟陷、解颅。

1. 囟填

囟填即囟门突起。囟门较饱满或微微突起，多属实证，多因温病火邪上攻，或脑髓有病，或颅内水液停聚所致。小儿哭泣时囟门稍微突起，安静后即恢复为正常表现。

2. 囟陷

囟陷即囟门凹陷。囟门凹陷，望之低于周围部分，多属虚证，多因吐泻伤津、气血不足和先天肾精亏虚，脑髓失充所致。6 个月以内的婴儿囟门微陷属正常。

3. 解颅

解颅即囟门迟闭，骨缝不合，囟门超过正常闭合时间没有闭合，是肾气不足，发育不良，或后天脾胃失调，生化无源，骨骼失养的表现，多见于佝偻病患儿，常兼有"五软"（头软、项软、手足软、肌肉软、口软）、"五迟"（立迟、行迟、发迟、齿迟、语迟）等症状表现。

（三）动态

1. 头摇

头摇即头颅不自主地摇动而不能自制，俗称"摇头风"。无论成人还是小儿，多见于肝风内动之兆，肝阳化风、虚风内动均可见。

2. 头倾

头倾即头倾斜低垂，无力抬举。多因中气虚衰或肾精亏损所致，属脏气虚衰之严重表现。

二、望发

肾其华在发，发为血之余，头发的生长与肾气和精血的盛衰关系密切，故望发可以诊察肾气的强弱和精血的盛衰。望发时主要观察色泽、质地、分布及有无脱落。观察头发的色泽时要注意是否染发，我国正常人发黑稠密润泽（图4-1-4），是肾气充盛，精血充足的表现。由于先天禀赋和体质的差异，头发的颜色有深浅之分，分布也有疏密之别。老年白发属自然衰老现象，而个别青少年白发不伴其他病变症状者，俗称"少白头"，多因先天禀赋所致，不宜作病论之。

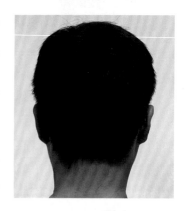

图 4-1-4　发黑稠密

（一）色质

发黄干枯，稀疏易落，多属肾虚或精血不足，可见于大病后或慢性虚损患者。小儿头发稀疏黄软，生长迟缓，甚至久不生发，多因先天不足，肾精亏损所致。小儿发结如穗，枯黄无泽，兼有面黄肌瘦，腹大便溏者，多属于疳积。成人头发色黄稀疏（图4-1-5），多属精血不足。发白（图4-1-6）伴有耳鸣、腰酸等症者，属肾虚；伴有失眠健忘等症者，为劳神伤血所致。发白有因先天禀赋所致者，不属病态。

（二）脱发

头发稀疏易落或青壮年发白伴有眩晕、健忘、耳鸣、腰酸等症者，多属肾虚；发质细软干枯，稀疏易脱（图4-1-7），伴少气乏力，舌淡脉细弱者，多为气血两虚；片状脱发，显露圆形或椭圆形光亮头皮，称为斑秃，俗称"鬼剃头"，多为血虚受风所致（图4-1-8）；有头皮发痒、多屑、多脂者，为血热化燥生风所致；头发部分或全部脱落，日久不长，伴见面色暗滞，舌质暗或有瘀斑，脉细涩者，多因瘀血阻滞所致。

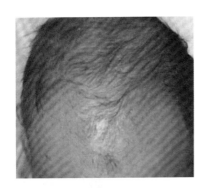

图4-1-5　发黄稀疏

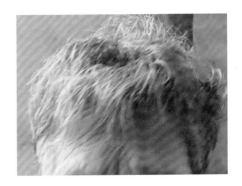

图4-1-6　发白

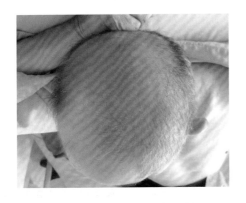

图4-1-7　头发稀疏易脱

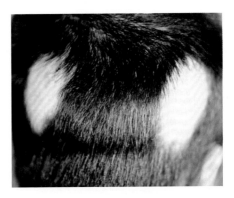

图4-1-8　斑秃

三、望面

面部指包括额部在内的颜面部。面部是脏腑精气上荣的部位，尤其是心之气血及心神活动外华之处，又为经脉之所聚。观察面部的色泽形态和神情表现，不仅可以了解神的衰旺，而且可以诊察脏腑精气的盛衰和有关的病变。望面部包括望面部色泽、望面容等内容，由于面部色泽已在"望面色"一节中讲述，此处重点叙述面容异常。

（一）面形异常

1. 面肿

面部浮肿，目下如卧蚕状，按之凹陷，皮色不变者，称面肿（图4-1-9），多见于水肿病，常伴有全身其他部位水肿。颜面红肿，色如涂丹，焮热疼痛，为抱头火丹，多因风热火毒上攻所致；头面红赤，肿大如斗，目不能开，甚则耳聋、发热咽痛者，为"大头瘟"，多因天行时疫，毒火上攻所致。

2. 腮肿

一侧或两侧腮部以耳垂为中心肿起，边缘不清，按之有柔韧感及压痛者，为痄腮，多见于儿童，多因外感温毒热邪所致。若颐部肿胀疼痛，张口受限，伴有寒热、疼痛者，为发颐，或为托腮痈，因阳明热毒上攻所致。耳下腮部出现肿块，不红不热者，多为腮腺肿瘤。

3. 面削颧耸

面削颧耸又称面脱（图4-1-10），即面部肌肉消瘦，两颧高耸，眼窝、颊部凹陷。因气血虚衰，脏腑精气耗竭所致，也是失神的表现，多见于慢性病的危重阶段。

4. 口眼㖞斜

口眼㖞斜而不能闭合，又称"面瘫""㖞僻"。突发一侧口眼㖞斜而无半身瘫痪，患侧面肌弛缓，额纹消失，不能皱眉鼓腮，眼不能闭合，鼻唇沟变浅，口角下垂，向健侧歪斜者，名曰口僻（图4-1-11），为风邪中络所致。口眼㖞斜兼半身不遂者（图4-1-12），多见于中风，为肝阳化风，风痰痹阻经络所致。

（二）特殊面容

1.惊怖貌

患者面部呈现恐惧的症状。多见于小儿惊风、客忤以及癫病、瘿气等病。若因声、光、风刺激，或见水、闻水时引发者，可能多为狂犬病。

2.苦笑貌

患者面部呈现无可奈何的苦笑样症状（图4-1-13）。是由于面部肌肉痉挛所致，乃破伤风的特殊征象，新生儿多为脐风。

3.狮子面

面部有肿块突起，眉毛脱落，状若狮子面容，多见于麻风病患者。

4.满月脸

面部肥胖圆润、水肿似满月，双颊、上唇突出，多因长期使用激素所致（图4-1-14）。

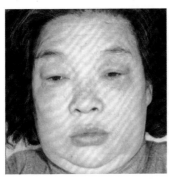 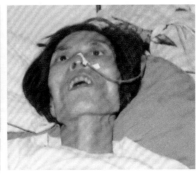

图 4-1-9　面肿　　　　　　图 4-1-10　面削颧耸

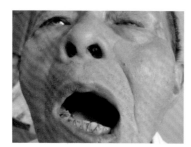

图 4-1-11　口僻

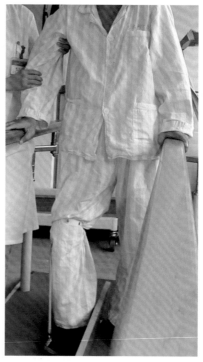

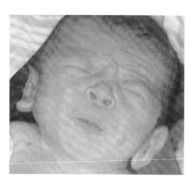

图 4-1-13　苦笑貌　　　　图 4-1-12　半身不遂

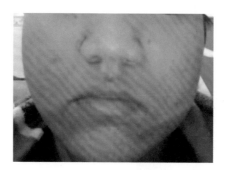

图 4-1-14　满月脸

望五官

五官指目、耳、鼻、口、咽喉等器官，在人体具有特定功能，又与外界直接接触。五官通过经络与内在脏腑相联系，并在生理、病理上与脏腑密切相关。五脏与五官的关系，有云："鼻者肺之官也，目者肝之官也，口唇者脾之官也，舌者心之官也，耳者肾之官也。"故望五官的神、色、形、态变化，可以了解相关脏腑的病变。望舌将另作专章论述，故本处主要介绍目、耳、鼻、口唇、齿龈和咽喉等望诊内容。

一、望目

目为肝之窍，心之使，肾精之所藏，为血之宗，五脏六腑之精气皆上注于目，故目与五脏六腑皆有联系。《黄帝内经》称其为"精明""命门"，因而望目可以了解脏腑功能的盛衰。后世医家归纳为"五轮

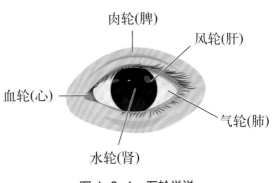

图 4-2-1　五轮学说

学说"（图 4-2-1），即瞳仁为水轮，属肾；黑睛为风轮，属肝；两眦血络为血轮，属心；白睛为气轮，属肺；眼睑为肉轮，属脾。五轮学说对眼科临床和脏腑病证的诊断具有一定意义。望目在望神中有重要意义，临床上可以根据目不同部位的异常变化来推测相应五脏的病变，甚至对某些疾病进行诊断，可起到"见微知著"的作用。望目主要包括两眼的目神、目色、目形和目态的异常改变。由于目神已在"望神"一节中讲述，此处重点叙述目色、目形和目态的异常。

（一）目色

正常人眼睑内及两眦红润，白睛色白，黑睛褐色或棕色，角膜无色透明。

有云："目赤色者病在心，白在肺，青在肝，黄在脾，黑在肾。"故两目局部颜色的异常改变可参照目色与五脏的对应关系及"五色主病"来判断。

1. 胞睑淡白（图4-2-2）

多属血虚、失血。

2. 目赤（图4-2-3）

表现为双眼或单眼白睛红赤，俗称"红眼""火眼"，多属热证。白睛红多属肺火；两眦红多属心火上炎；全目红赤多属肝胆火盛或者风热上袭；若白睛红赤灼热，眵多黏结，羞明畏光，有传染性者，多为感受时邪热毒所致，也称"天行赤眼"。

3. 白睛发黄（图4-2-4）

多由湿热或寒湿内蕴，肝胆疏泄失常，胆汁外溢所致。

4. 目胞、目眶色黑晦暗（图4-2-5）

多属肾精亏耗，或命门火衰，水寒内盛，寒湿带下之象；目眶色黑，伴肌肤甲错，多为瘀血内阻所致；睡眠欠佳也可见目眶发黑。

5. 黑睛灰白混浊

又称目生翳，多因邪毒侵袭，或肝胆实火上攻，或湿热熏蒸，或阴虚火旺等，使黑睛受伤而成。目生翳是黑睛疾病的主要病变形式和必有症状，眼外伤及某些全身疾病、小儿疳积等亦可见目生翳。

（二）目形

1. 胞睑肿胀（图4-2-6）

表现为上胞下睑肿胀不适。目胞浮肿，皮色不变或较光亮，是水肿病初起之征；眼睑边缘或睑内小疖，红肿硬结，状若麦粒，红肿痒痛，易成脓溃破者，为针眼（图4-2-7）；胞睑局限红肿，赤如涂丹，热如火灼，触之质硬，化脓溃破者，为眼丹（图4-2-8）。二者皆为风热毒邪或脾胃蕴积热毒，客于胞睑所致。健康人低枕睡眠后暂时性胞睑微肿不属病态。

2. 眼窝凹陷（图4-2-9）

多见于吐泻伤津或气血虚衰的患者。若久病重病眼窝深陷，甚则视不见人，则为脏腑精气衰竭，阴阳竭绝之候，属病危。

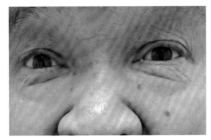

图 4-2-2　胞睑淡白

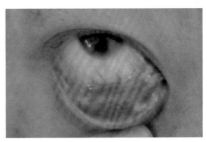

图 4-2-3　目赤

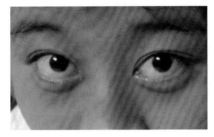

图 4-2-4　白睛发黄

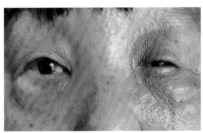

图 4-2-5　目胞、目框色黑晦暗

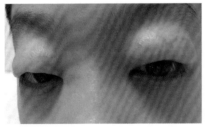

图 4-2-6　胞睑肿胀

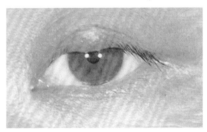

图 4-2-7　针眼

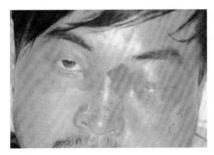

图 4-2-8　眼丹

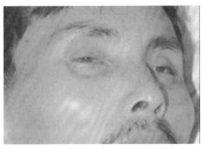

图 4-2-9　眼窝凹陷

3. 眼球突出（图 4-2-10）

兼喘咳气短者，属肺胀，多因痰浊阻肺，肺气不宣，呼吸不利所致；若兼颈前肿块，急躁易怒者，为瘿病，多因肝郁化火，痰气壅结所致。

4. 眼生翳膜（图 4-2-11）

表现为斑翳生于黑睛，障碍视力，多因热毒、痰火、湿热所致；也可见于外伤。

5. 胬肉攀睛

指眼眦部长赤膜如肉，其状如昆虫之翼，横贯白睛，攀侵黑睛，甚至遮盖瞳神的眼病。多因风热侵袭，或湿热蕴结，瘀滞脉络所致。

（三）目态

正常人瞳孔圆形，双侧等大，直径约为 3～4 mm，对光反射灵敏，眼球运动随意灵活。其异常改变主要有以下几种。

1. 瞳孔缩小（图 4-2-12）

多因肝胆火炽，或劳损肝肾，虚火上扰所致，亦见于川乌、草乌、毒蕈、有机磷农药中毒，以及安眠药、吗啡、毛果芸香碱等西药导致的药物性瞳孔缩小等；眼部疾病见之，主要为瞳神紧小等。

2. 瞳孔扩大

多属肾精耗竭，常见于危重患者，是濒死前的征象之一；亦常见于绿风内障、青风内障等五风内障、青盲等患者，或曼陀罗中毒以及东莨菪碱、阿托品、肾上腺素、可卡因等西药导致的药物性瞳孔扩大等。青少年或成年人在极度兴奋、恐惧、愉快及疼痛之时，也会出现瞳孔散大，多系情绪急剧变化所致（图 4-2-13）。

3. 目睛凝视

又称目睛微定。指患者两眼固定，不能转动。固定前视者，称瞪目直视；固定上视者，称戴眼反折；固定侧视者，称横目斜视。多属肝风内动之征，常有神昏，抽搐等症状，属病重；或见于脏腑精气耗竭，或痰热内闭证；瞪目直视还见于瘿病。

4. 昏睡露睛

指患者昏昏欲睡，睡后胞睑未闭而睛珠外露（图 4-2-14）。以小儿为多见，因脾虚清阳不升，或津液大伤，神气衰惫，胞睑启闭失司所致。某些厥病患者表现昏睡露睛，是神明失主之故，病情多属危重。此外，睡时露睛也可见于正常人，俗称"羊眼"。

5. 胞睑下垂

又称睑废（图4-2-15），指胞睑无力张开而上睑下垂。分先天与后天两类。其中双睑下垂者，多为先天不足，脾肾亏虚；单睑下垂者，多因脾气虚衰或外伤所致。

6. 胞轮振跳

指眼睑肌肤不由自主跳动，多见于血虚生风。

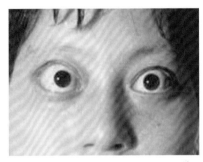

图 4-2-10　眼球突出

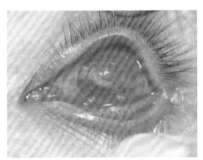

图 4-2-11　眼生翳膜

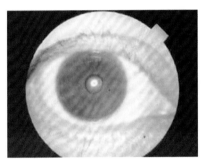

图 4-2-12　瞳孔缩小

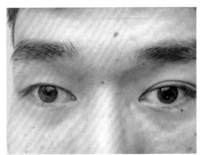

图 4-2-13　左眼瞳孔扩大

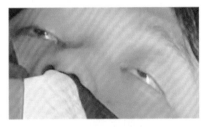

图 4-2-14　昏睡露睛

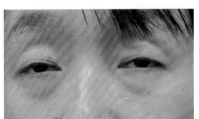

图 4-2-15　胞睑下垂

二、望耳

耳为肾之窍，手足少阳经脉布于耳，手足太阳经和足阳明经也分布于耳或耳周围。《灵枢·邪气脏腑病形》云："十二经脉，三百六十五络……其别气走于耳而为听。"故耳为"宗脉之所聚"。此外，在耳郭上有全身脏器和肢体的反应点。所以耳与全身均有联系，而尤与肾、胆的关系最为密切，所以望耳可以诊察肾、胆和全身的病变。望耳要是观察耳郭色泽、形态以及分泌物的变化。

（一）耳之色泽

1.润枯

正常人耳郭色泽红润（图4-2-16），是气血充足的表现；耳轮干枯焦黑，多属肾精亏虚，精不上荣，为病重，见于温病晚期耗伤肾阴及下消等患者。

2.颜色

耳轮淡白，多属气血亏虚；耳轮红肿，多为肝胆湿热或热毒上攻；耳轮青黑，多见于阴寒内盛或有剧痛的患者（图4-2-17）；久病耳轮微红，多属阴虚火旺；耳轮干枯焦黑，多属肾精亏虚，精不上荣，为病重；小儿耳背有红络，耳根发凉，多为麻疹先兆。

（二）耳之形态

1.耳郭厚大

正常人耳郭厚大，是肾气充足的表现；耳郭肿大，是邪气充盛之象（图4-2-18）。

2.耳郭瘦小

耳郭瘦小而薄，是先天亏损，肾气不足；耳轮干枯萎缩，多为肾精耗竭，属病危（图4-2-19）。

3.耳轮甲错

即耳轮皮肤粗糙如鳞甲，可见于血瘀日久的患者。

（三）耳内病变

1.耳内流脓

耳内流脓水，称为脓耳（图4-2-20），多由肝胆湿热，蕴结日久所致；流脓日久，脓液清稀，耳痛较缓者，属虚证，多因肾阴虚损，虚火上炎所致。

2. 耳内赘物

耳道之内赘生小肉团，称为耳痔，因湿热痰火上逆，气血瘀滞耳道而成。

3. 耳道红肿

耳道局部红肿疼痛，突起如椒目状为耳疖，多因邪热搏结耳窍所致。

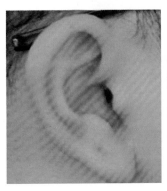

图 4-2-16　耳部红润　　图 4-2-17　耳轮色黑

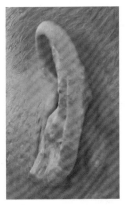 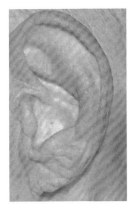 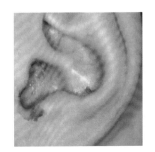

图 4-2-18　耳部　　　图 4-2-19　耳轮　　　图 4-2-20　脓耳
　　　厚大　　　　　　干枯萎缩

三、望鼻

鼻居面部中央，为肺之窍；鼻称明堂，为脾之所应。鼻之周围有各脏腑的反映区，五脏位于中央，六腑夹其两侧，故认为"五色独决于明堂"。此外，鼻与足阳明胃经、手阳明大肠经、手太阳小肠经、足太阳膀胱经等联系广泛。所以望鼻不仅可以诊察肺和脾胃的病变，而且还可以判断脏腑的虚实、胃气的盛衰、病情的轻重和预后。鼻部望诊应注意观察色泽、形态及鼻内变化。

（一）鼻之色泽

1.润枯

正常人鼻色红黄隐隐，明润含蓄，是胃气充足的表现（图4-2-21）。鼻端微黄明润，见于新病，虽病而胃气未伤，属病轻；见于久病为胃气来复，属向愈。鼻端晦暗枯槁，为胃气已衰，属病重。鼻头枯槁，是脾胃虚衰，胃气失荣之候。

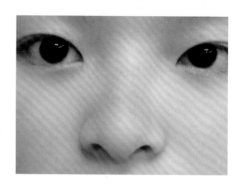

图 4-2-21　正常鼻

2.颜色

鼻端色白，多属气血亏虚，或见于失血患者；鼻端色赤，多属肺脾蕴热；鼻端色青，多见于阴寒腹痛患者；鼻端色微黑，常是肾虚寒水内停之象。

（二）鼻之形态

1.鼻头肿胀

鼻头红肿生疮，多属胃热或血热；鼻端生红色粉刺，称为酒渣鼻（图4-2-22），多因肺胃蕴热，血瘀所致。

2.鼻柱溃陷（图4-2-23）

多见于梅毒患者；鼻柱塌陷，且眉毛脱落，多为麻风恶候。

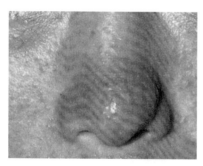

图 4-2-22　酒渣鼻

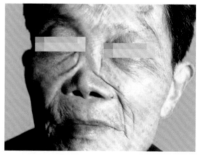

图 4-2-23　鼻柱溃陷

3. 鼻翼扇动

鼻翼因呼吸急促而扇动，称为鼻煽，多见于肺热，或为哮病，是肺气不宣，呼吸困难的表现；若重病中出现鼻孔煽张，喘而额汗如油，是肺气衰竭之危候。

（三）鼻内病变

1. 鼻内干燥

鼻孔干燥，黑如烟煤，多属高热日久或阳毒热深。

2. 鼻塞流涕

可见于外感表证或鼻渊，其中鼻流清涕（图4-2-24）者多属外感风寒；鼻流浊涕者多属外感风热；鼻流腥臭脓涕者多为鼻渊，为外邪侵袭或胆经蕴热上攻于鼻所致。

3. 鼻腔出血

鼻腔出血称为鼻衄，外感引起者，多见于风热壅肺；实证出血量多，色深红质稠者，多因肝火犯肺，或胃火上炎，灼伤血络；虚证出血色淡红而质稀，多因脾不统血，血不循经而外溢。妇女经期鼻衄，随月经周期而发，称为"倒经"，多因肝郁化火犯肺，或阴虚肺热。

4. 鼻内赘物

鼻孔内赘生柔软、半透明的光滑小肉，撑塞鼻孔，气息难通者，为鼻痔（图4-2-25），重者撑塞双侧鼻孔，气息难通，久之鼻形如蛙状，称为"蛙状鼻"，多由湿热邪毒壅结鼻窍所致。

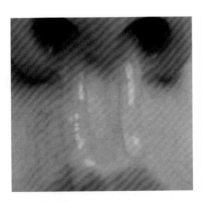
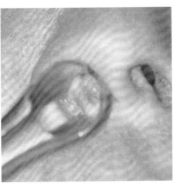

图4-2-24　鼻流清涕　　　　图4-2-25　鼻痔

四、望口唇

口为饮食通道，脏腑要冲，脾开窍于口，其华在唇，手足阳明经环绕口唇，故望口与唇的异常变化，可以诊察脾与胃的病变。望口与唇注意观察形色、润燥及动态的变化。

（一）望口

1. 口角流涎

小儿见之多属脾虚湿盛（图4-2-26），成人见之多为中风口歪不收。

2. 口疮

唇内和口腔黏膜出现灰白色小溃疡，周围红晕，局部灼痛者，为口疮（图4-2-27）。

3. 口糜

口腔黏膜糜烂成片，口气臭秽者，为口糜，多由湿热内蕴，上蒸口腔所致。

4. 鹅口疮

小儿口腔黏膜、舌上满布白斑如雪片，称鹅口疮，多因感受邪毒，心脾积热，上熏口舌所致（图4-2-28）。

5. 口之动态

正常人口唇可随意开合，动作协调。将口唇的异常动态常分为"口形六态"。

① 口张（图4-2-29）：口开而不闭，属虚证。若状如鱼口，张口气直，但出不入，则为肺气将绝，属病危。

② 口噤：口闭而难开，牙关紧急，属实证。多因筋脉拘急所致，可见于中风、痫病、惊风、破伤风、马钱子中毒等。

③ 口撮：上下口唇紧聚，为邪正交争所致，可见于新生儿脐风，表现为撮口不能吮乳；若兼见角弓反张者，多为破伤风。

④ 口喝：口角向一侧歪斜（图4-2-30），可见于口僻，属风邪中络；或见于中风，为风痰阻络。

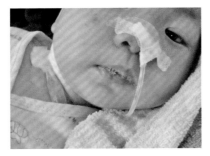

图 4-2-26　口角流涎

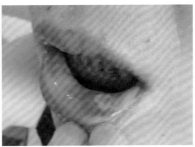

图 4-2-27　口疮

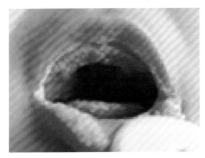

图 4-2-28　鹅口疮

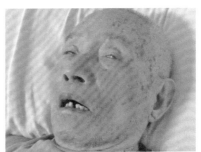

图 4-2-29　口张

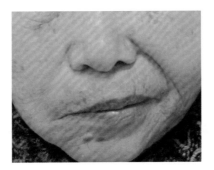

图 4-2-30　口喎

⑤ 口振：战栗鼓颔，口唇振摇，多为阳衰寒盛或邪正剧争所致，可见于外感寒邪，温病、伤寒欲作战汗，或疟疾发作。

⑥ 口动：口频繁开合，不能自禁，是胃气虚弱之象；若口角掣动不止，则为热极生风或脾虚生风之象。

（二）望唇

1. 唇之色泽

唇部色诊与望面色基本相同，但因唇黏膜薄而透明，故其色泽变化比面色更为明显，易于观察。正常人唇色红润有光泽（图4-2-31），是胃气充足，气血调匀的表现。

① 唇色淡白：多属血虚或失血（图4-2-32），是血少不能上充于唇络所致。

② 唇色深红：多属热盛（图4-2-33），因热而唇部络脉扩张，血液充盈所致。

③ 嘴唇呈樱桃红色：多见于煤气中毒。

④ 唇色青紫：多属血瘀证（图4-2-34），可见于心气亏虚、心阳虚衰和严重呼吸困难的患者。

⑤ 唇色青黑：多属寒盛、痛极（图4-2-35），多因寒盛血脉凝滞，或痛极血络瘀阻所致。

2. 唇之形态

① 唇干而裂，为津液已伤（图4-2-36），多属燥热伤津或阴虚液亏；唇红肿而干者，多属热毒炽盛。

② 口角唇边、鼻旁出现成簇粟米大小水疱，灼热疼痛，称热气疮（图4-2-37），多为脾胃积热上蒸，热邪灼伤唇部所致。

③ 唇内溃烂，唇色淡红，为虚火上炎。

④ 唇边生疮，红肿疼痛，为心脾积热。

⑤ 唇角生疔，麻木痒痛，为锁口疔。

⑥ 人中部生疔，人中沟变浅平，麻木痒痛，为人中疔。

⑦ 久病而人中沟变平，口唇翻卷不能覆齿，称"人中满唇反"，为脾气将绝，属病危。

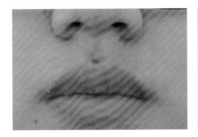

图 4-2-31　唇色红润

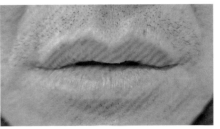

图 4-2-32　唇色淡白

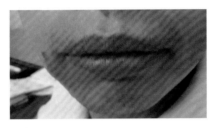

图 4-2-33　唇色深红

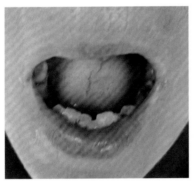

图 4-2-34　唇色青紫

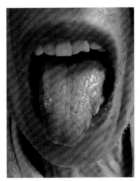

图 4-2-35　唇色青黑

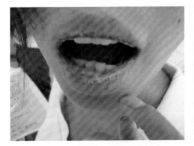

图 4-2-36　唇干而裂

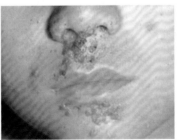

图 4-2-37　热气疮

五、望齿与龈

齿为骨之余，骨为肾所主；龈护于齿，又为手足阳明经分布之处，故望牙齿与牙龈主要可以诊察肾、胃的病变，以及津液的盈亏。温病学派对验齿十分重视，叶天士云："再温热之病，看舌之后，亦须验齿，齿为肾之余，龈为胃之络，热邪不燥胃津，必耗肾液。"在阳明热盛和热伤肾阴的情况下，观察齿与龈的润燥，可以了解胃津、肾液的存亡。

（一）望牙齿

1. 牙齿色泽

正常人牙齿洁白润泽而坚固（图4-2-38），是肾气充足、津液未伤的表现。若牙齿干燥，为胃阴已伤；牙齿光燥如石，为阳明热甚，津液大伤；牙齿燥如枯骨，多为肾阴枯竭、精不上荣所致，可见于温热病的晚期，属病重。牙齿枯黄脱落，见于久病者，多为骨绝，属病重。齿焦有垢，为胃肾热盛，但气液未竭；齿焦无垢，为胃肾热甚，气液已竭。《素问·痿论》云："肾热者，色黑而齿槁。"《南病别鉴》云："齿焦无垢者，死；齿焦有垢者，肾热胃劫也。"

2. 牙齿动态

牙关紧急，多属风痰阻络或热极动风。咬牙龂齿，即上下牙齿相互磨切，格格有声，多为热盛动风。睡中龂齿，多因胃热或虫积所致，亦可见于常人。

（二）望齿龈

1. 齿龈色泽

正常人牙龈淡红而润泽，是胃气充足，气血调匀的表现。牙龈淡白，多属血虚或失血，因血少不能充于龈络所致；牙龈红肿疼痛（图4-2-39），多为胃火亢盛，火热循经上熏牙龈所致。

2. 齿龈形态

龈肉萎缩，牙根暴露，牙齿松动，称为牙宣（图4-2-40），多属肾虚或胃阴不足，虚火燔灼，龈肉失养所致。牙龈溃烂，流腐臭血水，甚则龈腐齿落者，称为牙疳，多因外感疫疠之邪，积毒上攻所致。

3. 齿衄

牙缝出血，称为齿衄（图4-2-41），可因撞击等外力损伤，或胃腑积热，肝经火盛及阴虚火旺，脉络受损，或脾气虚弱，不能统血，血不循经所致。

六、望咽喉

咽通于胃腑，是饮食之道，为胃所系；喉连于气道，为气息之门，归肺所属；足少阴肾经循喉咙，夹舌本，亦与咽喉关系密切。故望咽喉主要可以诊察肺、胃、肾的病变。望咽喉主要观察咽喉的红肿疼痛、溃烂和伪膜等情况。

（一）咽喉色泽

健康人咽喉淡红润泽，不痛不肿，呼吸通畅，发音正常，食物下咽顺利无阻。

1.咽部深红，肿痛明显者，属实热证（图4-2-42），多由肺胃热毒壅盛所致。

2.咽部嫩红、肿痛不显者，属阴虚证（图4-2-43），多由肾阴亏虚、虚火上炎所致。

3.咽部淡红漫肿，疼痛轻微，多由痰湿凝聚所致。

（二）咽喉形态

1.红肿

一侧或两侧喉核红肿肥大，形如乳头或乳蛾，表面或有脓点，咽痛不适者，为乳蛾（图4-2-44），属肺胃热盛，邪客喉核，或虚火上炎，气血瘀滞所致。咽喉部红肿高突，疼痛剧烈，吞咽困难，身发寒热者，为喉痈，多因脏腑蕴热，复感外邪，热毒客于咽喉所致。

2.成脓

咽部肿痛，若肿势高突，色深红，周围红晕紧束，发热不退者，为脓已成；若肿势散漫，无明显界限，疼痛不甚者，为未成脓。

3.溃烂

咽部溃烂，分散表浅者，为肺胃之热轻浅或虚火上炎；溃烂成片或洼陷者，为肺胃热毒壅盛；咽部溃腐日久，周围淡红或苍白者，多属虚证。

4.假膜

咽部溃烂处表面所覆盖的一层黄白色或灰白色的膜，称为假膜。如假膜松厚，容易拭去者，病情较轻，是肺胃热浊之邪上壅于咽；若假膜坚韧，不易拭去，重剥出血，很快复生者，为白喉，多见于儿童，属烈性传染病。

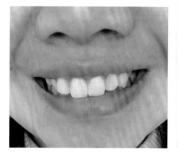

图 4-2-38　正常人牙齿

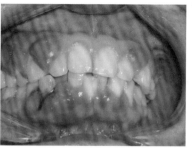

图 4-2-39　牙龈红肿

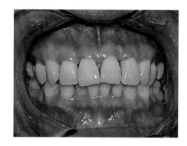

图 4-2-40　牙宣

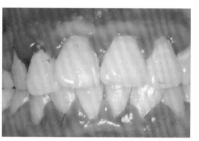

图 4-2-41　齿衄

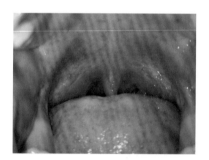

图 4-2-42　咽部深红

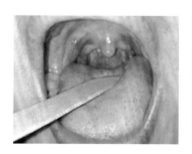

图 4-2-43　咽部嫩红

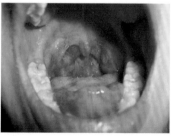

图 4-2-44　乳蛾

望颈项

正常人的颈项直立，两侧对称，气管居中（图4-3-1）。颈部的形态微向前凸，突出的范围一般距离人体垂直中线约3～5厘米。颈部呈上略窄的圆柱形，其粗细与头宽及肩宽比较协调。头颈部的长度以身长的1/6者最为适宜。颈部的表面光滑，无肿块。颈部肌肉有弹性，运动灵活。男性甲状软骨比较突出，女性则平坦不明显。转头时，胸锁乳突肌突起。头稍后仰，更易观察颈部有无包块、瘢痕和两侧是否对称。在静坐时，颈部血管不显露。

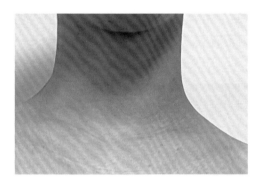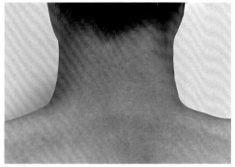

图4-3-1　正常颈项

一、外形变化

1. 瘿瘤

颈前颌下结喉之处，有肿物如瘤，或大或小，可随吞咽上下移动，名曰"瘿瘤"或"颈瘿"（图4-3-2）。有三大症状，一为颈部肿块：颈部出现一个或多个肿块，质地较硬，大小不一，肿块随吞咽动作而上下移动，边界清楚，无压痛。二为皮肤改变：颈部皮肤可能出现凹陷、皱褶、皮肤色素沉着等现象，这是因为瘿瘤的生长压迫周围组织，导致皮肤受压、萎缩。三为压迫症状：如吞咽困难、呼吸不畅、声音嘶哑等，这是瘿瘤生长到一定程度，压迫周围组织和器官，影响其正常功能。瘿瘤多由肝郁气结痰凝所致，或与地方水土有关。

2.瘰疬

颈侧颌下，肿块如垒，累累如串珠，名"瘰疬"（图4-3-3），多由肺肾阴虚，虚火灼津，结成痰核，或感受风火时毒，致气血壅滞，结于颈项。瘰疬的发病原因主要与湿热、痰瘀、气血不足等因素有关。

二、动态变化

1.项强与项软

头项强直者（图4-3-4），邪气实，多由温病火邪上攻所致，是指颈部肌肉紧张、僵硬，活动受限，甚至出现疼痛的现象，项强主要与气血瘀滞、经络不通等因素有关。"项痛而强"指项强。头项软弱（图4-3-5），头重倾垂者，正气虚，多属肾气亏损，指颈部肌肉松弛、无力，活动范围较大，甚至出现下垂的现象，与气血不足、筋骨虚弱等因素有关。

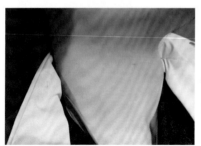

图 4-3-2　瘿瘤

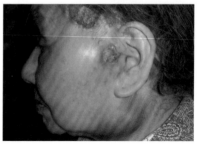

图 4-3-3　瘰疬

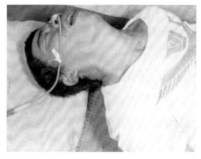

图 4-3-4　项强

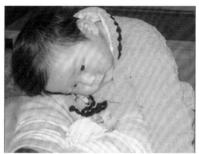

图 4-3-5　项软

2.颈脉动

颈脉跳动明显者，多见于心血瘀阻、肺气壅滞，亦见于水肿病，与气血运行不畅、气滞血瘀等因素有关。《灵枢·水胀》云："水始起也，目窠上微肿，如新卧起之状，其颈脉动。"这有助于水肿病的诊断。卧则颈脉怒张（图4-3-6），常见于心阳虚衰，水气凌心之证。

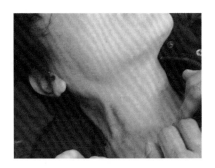

图4-3-6　颈脉怒张

望躯体

躯体包括胸胁、腹、脐、肩、背、腰等部位。躯体既是经脉运行之通道，也是人体重要脏器的居所，是诊察五脏六腑疾病的重要部位。

一、望胸胁

正常人的胸廓呈扁圆柱形，两侧对称，左右径大于前后径，比例约为1.5∶1，小儿和老人则左右径略大于前后径或相等，两侧锁骨上下窝亦对称。

1. 扁平胸

胸廓前后径较常人明显缩小，小于左右径的一半，呈扁平状，肋骨下倾，锁骨突出明显，肩背瘦薄，肩胛骨呈翼状上翘（图4-4-1），多属肺肾阴虚或气阴两亏。

2. 桶状胸

桶状胸又称"气肿胸"，胸廓前后径较常人增大（前后径与左右径几乎相等），呈圆桶状，肋骨抬高，肋间隙增宽，两肩高耸，颈部变短（图4-4-2），多为素有伏饮积痰，壅滞肺气，久至肺气耗散，甚者伤及肾气，终致肾不纳气。常见于支气管哮喘、慢性支气管炎等所致的肺气肿患者。

3. 鸡胸

指形似鸡之胸廓，胸骨下部向前明显突出（图4-4-3），多属先天禀赋不足，肾之精气亏损，或后天失养，脾胃虚弱。鸡胸的表现通常为胸骨柄向前隆起，状如鸡胸。多见于先天不足的小儿，可能与遗传、营养不良、佝偻病等因素有关。

4. 漏斗胸

胸骨下段及与其相连的软骨向内凹陷，呈漏斗状。多为先天发育不良，表现为前胸凹陷，肩膀前伸，略带驼背以及上腹突出。漏斗胸是胸骨、肋软骨及一部分肋骨向脊柱凹陷形成漏斗状的一种畸形，大多数漏斗胸的胸骨从第二或第三肋软骨水平开始向后，到剑突稍上一点处为最低点，再返向前形成一船样畸形。

5.肋骨串珠

此为佝偻病的一种表现，肋骨和肋软骨交界处因骨化不了的组织堆积形成钝圆形突起，以两侧最为明显，如串珠状。多因肾精不足或后天失养、发育不良所致。

6.胸不对称

一侧胸廓塌陷，肋间变窄，脊骨常向对侧突出，多见于肺痿；或一侧胸廓膨隆，肋间饱满，气管向健侧位移，多见于悬饮（图4-4-4）。

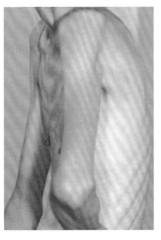

图4-4-1　扁平胸

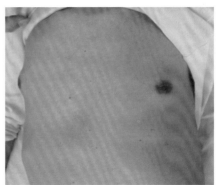

图4-4-2　桶状胸

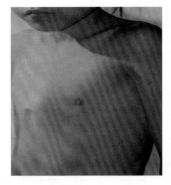

图4-4-3　鸡胸

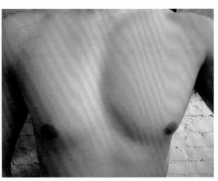

图4-4-4　胸不对称

7. 乳痈

乳痈又称为"乳吹"等，多发于哺乳期妇女，以初产妇多见。乳痈的发生与肝郁胃热、乳汁瘀积、感受外邪等因素有关。属于足阳明胃经的病变范畴，是由于肝气不舒、胃热壅滞所致。乳房局部红肿热痛，乳汁不畅，重则溃破流脓，身发寒热，多因肝气郁结或外感邪毒所致（图 4-4-5）。

二、望腹部

腹部是指躯干正面剑突以下至耻骨以上的部位，属中下焦，内藏肝、胆、脾、胃、大肠、小肠、膀胱、胞宫等脏腑，故望腹部可以诊察内在脏腑的病变和气血的盛衰。腹部望诊主要观察其形态变化。

正常人的腹部（图 4-4-6）较为平坦，健康成年人在平卧时，前腹壁大致处于肋缘至耻骨联合的同一平面或略为低凹，坐起时脐以下部分稍前凸。腹部皮肤黏膜颜色正常，无色素沉着，无皮疹及出血点，无蜘蛛痣，无溃疡及瘢痕，无水肿，体毛形态色泽正常。正常情况下，腹部的温度应该温暖宜人，触摸时应该像棉被那样软绵绵有弹性，按压无结块、无疼痛。腹部的运动灵活自如，没有明显的僵硬或疼痛感。

1. 腹部膨隆

仰卧时前腹壁明显高于胸耻连线（图 4-4-7）。若腹部胀大，伴周身俱肿者，为水肿病，因肺脾肾三脏功能失调，水湿内停所致；若单腹肿大，四肢反瘦，为臌胀，多属肝郁或脾虚，以致气滞水停血瘀，脾胃虚弱、运化无力，导致水湿内停，积聚腹部。

2. 腹部凹陷

仰卧时前腹壁明显低于胸耻连线（图 4-4-8）。腹凹陷者，多为形气不足，见于久病脾胃虚衰或新病吐泻太过；若腹皮甲错，深凹着脊，称"肉消着骨"，为脏腑精气耗竭，属病危。

3. 腹露青筋

腹皮青筋暴露，常与腹部膨隆同时出现（图 4-4-9），多属肝郁或脾虚，气滞水停，以致血运不畅，为鼓胀重症，往往与气滞湿阻或肝脾血瘀等因素有关。气滞湿阻型的腹露青筋，表现为腹大胀满，青筋暴露，小便不利，两胁作痛等。肝脾血瘀型的腹露青筋，则表现为胁下肿块刺痛，口干但欲漱水不欲咽，大便色黑，头颈胸臂出现血痣，唇色紫暗，舌质暗紫有瘀斑，脉细涩等。

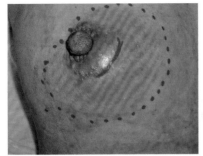

图 4-4-5　乳痈

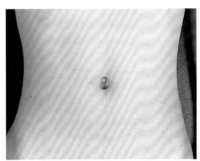

图 4-4-6　正常腹部

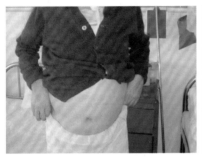

图 4-4-7　腹部膨隆

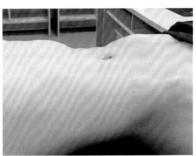

图 4-4-8　腹部凹陷

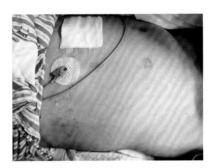

图 4-4-9　腹露青筋

三、望腰背部

正常人腰背部两侧对称，俯仰转侧自如，直立时脊柱居中，颈、腰段稍向前弯曲，胸、骶段稍向后弯曲，但无左右侧弯。望腰背时应注意观察脊柱及腰背部的形态变化。

1. 脊柱后突

以背高如龟为特征，脊骨过度后弯，称为龟背（图 4-4-10）。小儿常因先天禀赋不足，或后天失养；若见于成人，则为脊椎疾患；久病之人，多为脏腑衰败之象。主要表现为背部向后突出，可能伴有疼痛、活动受限等症状，与气血失调、脏腑功能失调等因素有关。

2. 脊柱侧弯

以脊柱呈"S"形为特征，脊柱某一段偏离身体正中线（图 4-4-11）。常因发育不良或坐姿不正所致。脊柱侧弯与足太阳经筋病变有关，是一种常见的骨骼系统疾病，其特征是脊柱的三维序列发生改变，导致两侧肩线不对称、骨盆倾斜和躯干旋转。脊柱侧弯被视为筋骨失衡，属"龟背"范畴。人体作为整体，筋与骨处于动静结合的平衡状态，二者相互协调，任何一方受到侵袭都会造成脊柱稳定被破坏，进而引发筋骨失衡。在早期阶段，患者可能会出现背部疼痛、肩膀不平衡以及双下肢长度不一致等症状。随着病情的发展，脊柱侧弯可能导致心肺功能受损，并对身体其他部位产生影响。

3. 脊疳

脊疳指脊骨如锯，属脏腑精气亏损已极。脊疳又被称为疳积，主要由于患者极度消瘦，导致脊骨突出。这种病症常见于慢性重病患者，多因疳疾日久、消耗骨肉、极度消瘦，具体病因有脾疳、肝疳、心疳、肾疳等。症状为面黄肌瘦、能食易饥、眼涩痒、摇头揉目、面黄颊赤、壮热、盗汗或虚惊、齿龈出血或溃烂等。

4. 腰部拘急

腰部转侧不利疼痛，活动受限，多因寒湿侵袭或跌仆闪挫，经气受阻，血脉瘀滞所致。腰部拘急多与寒湿、瘀血、肾虚等因素有关。寒湿之邪侵袭腰部，导致局部气血运行不畅，筋脉拘急；瘀血阻滞腰部，气血运行不畅，筋脉失养；肾虚则腰部筋骨失养，拘急不舒。

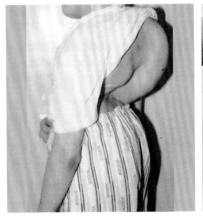 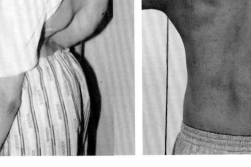

图 4-4-10　脊柱后突　　　　　图 4-4-11　脊柱侧弯

望四肢

　　双上肢和双下肢合并称为四肢。上肢包括肩、臂、肘、腕、掌、指，下肢包括髀、股、膝、胫、踝、跗、趾。四肢由筋、骨、血脉、肌肉、皮毛组成。因心主四肢血脉，肺主四肢皮毛，脾主四肢肌肉，肝主四肢之筋，肾主四肢之骨，故五脏均与四肢有关，其中脾与四肢的关系尤为密切。手足是人体十二经脉必经之路，手指端和足趾端是人体阴阳经脉交会之处，手足部能反映人体阴阳的协调与否。因此，望四肢可以诊察脏腑和经脉的病变。

　　正常四肢匀称，无畸形，活动自如（图4-5-1，图4-5-2）。望四肢主要观察外形和动态，包括：左右两侧是否对称，有无畸形、萎缩、肿胀等症状；爪甲和皮肤色泽是否正常，有无动态异常等。

一、望外形

　　四肢望诊首先观察手足、指趾以及关节的长短、粗细和大小是否有特殊之处，左右侧是否对称，色泽是否正常。同时，询问这些异常是先天还是后天发生的。

1. 萎缩

　　肢体肌肉萎缩，松软无力，患侧肢体周径变小，甚至出现皮包骨头的情况（图4-5-3，图4-5-4），多见于痿病，因肺热伤津，或湿热浸淫，或脾胃虚弱，或肝肾亏虚，或外伤瘀血阻滞所致。

2. 关节肿大

　　膝部红肿热痛，屈伸不利，多因风湿郁久化热所致，常见于热痹；久痹患者膝部肿大，股胫肌肉消瘦，形如鹤膝，称为"鹤膝风"（图4-5-5），多因气血亏虚，寒湿久停，侵袭下肢，流注关节所致；膝部紫暗，漫肿疼痛，为膝骨或关节受损，多因外伤所致。双手指关节肿大如梭，伴有疼痛，晨起僵硬活动不灵，常见于尪痹（图4-5-6）；足趾或手指关节肿大如卵，伴有疼痛、皮色紫暗光亮等，溃破时常有白色液体流出，见于痛风（图4-5-7，图4-5-8）。

3. 肢体肿胀

肢体肿胀即四肢浮肿发胀，或肿胀偏于一侧，或仅见上肢或下肢，或见于单一肢体（图 4-5-9）。若四肢关节肿胀并伴有灼热疼痛，多因湿热痹阻经络，导致气血运行不畅，常见于热痹；若手背、足背或小腿肿胀，皮肤略显光亮，按之凹陷，晨起或下肢垫高后肿胀略有消退，站立或行走后明显加重，常伴有肢体沉重感，多属水湿内停（图 4-5-10，图 4-5-11）；若下肢肿胀，皮肤粗厚如象皮者，多见于丝虫病。

4. 畸形

两下肢自然伸直或站立时，两足内踝并拢而两膝不能靠拢者，称为膝内翻，也称为"O"形腿（图 4-5-12）；两下肢自然伸直或站立时，当两膝相碰而两足内踝分离不能靠拢者，称为膝外翻，又称为"X"形腿。如果踝关节自然状态下处于固定型内收位，称为足内翻；若踝关节自然状态下处于固定外展位，称为足外翻。上述畸形皆因先天禀赋不足，肾气不充，或后天失养，脾胃虚弱，发育不良所致。

5. 小腿青筋

小腿血管明显暴露，青筋怒张，呈青紫色条索状，形似蚯蚓（图 4-5-13），多因寒湿内侵、络脉血瘀所致，也可因长期站立所致。

6. 趾节溃脱

脚趾皮肤黑腐溃烂，趾节脱落，肉色不鲜，气臭痛剧，难以愈合者，称为脱疽（图 4-5-14），常因热邪伤阴，湿热浸淫或外感寒湿之邪，阻滞脉络，气血痹阻，脚趾局部骨肉腐烂所致。

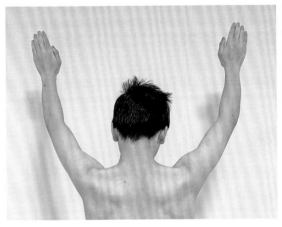

图 4-5-1　正常上肢

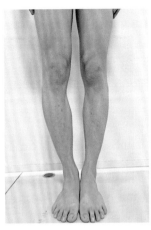

图 4-5-2　正常下肢

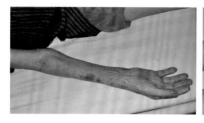
图 4-5-3　上肢萎缩

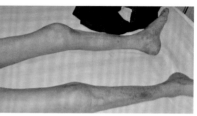
图 4-5-4　下肢萎缩

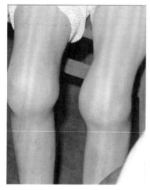
图 4-5-5　鹤膝风

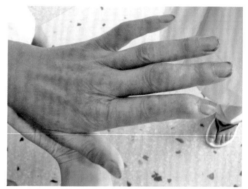
图 4-5-6　尪痹

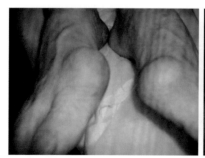
图 4-5-7　痛风（脚）

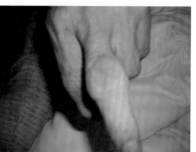
图 4-5-8　痛风（手）

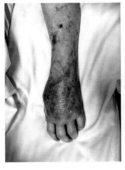
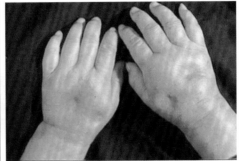

图 4-5-9　手部肿胀　　　　图 4-5-10　手部水肿

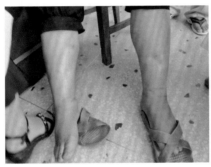
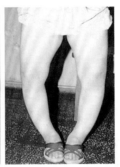

图 4-5-11　小腿水肿　　　　图 4-5-12　膝外翻

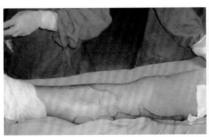
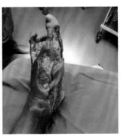

图 4-5-13　小腿青筋　　　　图 4-5-14　脱疽

7. 鱼络

鱼络色青（图4-5-15），是体内有寒或存在痛症；鱼络色赤，是内肝疏泄失常、气郁化火，或湿热之邪所致，常见于肝掌（图4-5-16）。

8. 爪甲

正常爪甲红润（图4-5-17），光泽饱满，厚薄适中，不易折断，不出现分层，是气血充盛，荣润于甲的表现。望诊应注意甲色与甲态的变化。甲色深红，多是热毒为患；甲色鲜红，多为邪热炽盛；甲色浅淡（图4-5-18），多属气血亏虚，虚寒内生或阳虚气血失运；甲色发黄，多为长期湿热蕴蒸或长期吸烟熏蒸所致；甲色紫黑，多属热毒内重或寒毒深伏，血脉瘀阻，血行不畅；甲板软薄，初起指甲游离缘处发白变空，后向甲根蔓延，与甲床逐渐分离，称剥离甲（图4-5-19），常见于各种出血、营养不良等所致贫血。

9. 手指变形

指关节形状呈梭状，前端较尖，中部较宽，整体形似梭子，称为梭状指，多因风湿久蕴、痰瘀结聚、血液循环不畅、气血不足所致；指关节形状呈杵状，整体较宽厚，呈圆钝形状，颜色加深，称为杵状指（图4-5-20），亦称鼓指，常兼气喘唇暗，多因久病心肺气虚、心血瘀滞所致。

二、望动态

观察四肢异常的动态变化，如抽搐、拘急、震颤、蠕动等。

1. 抽搐

肢体肌肉或筋脉在短时间内不自主地收缩和放松，挛急与弛张间作，动而不止，无节律性，多属肝风内动。

2. 拘急

拘急也称拘挛，民间俗称"抽筋"，是患者肢体、肌肉、筋脉持续紧缩，屈伸不利，呈现拘急、挛急的症状（图4-5-21，图4-5-22），多因寒湿凝滞、风痰阻络或气血亏虚，筋脉失养所致。

3. 震颤

肢体或肌肉颤动，不能自主，表现为持续或间歇性，多见于血虚筋脉失养或为动风之兆，亦可见于饮酒过度、湿热浸淫。

4. 蠕动

手足轻微抽动，幅度较小，频率较慢，迟缓无力，似蠕虫蠕动。多为脾虚血燥或阴血亏虚，筋脉失养，肝肾亏虚，虚风内动所致。

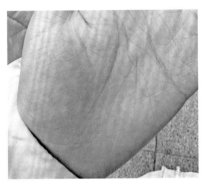

图 4-5-15　鱼络色青

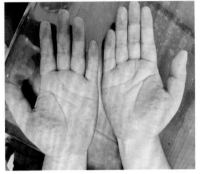

图 4-5-16　肝掌

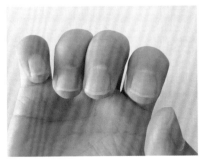

图 4-5-17　正常指甲

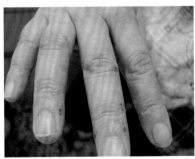

图 4-5-18　甲色浅淡

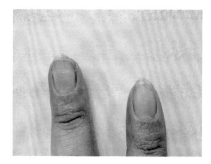

图 4-5-19　剥离甲

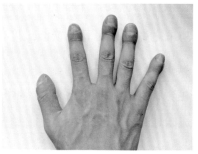

图 4-5-20　杵状指

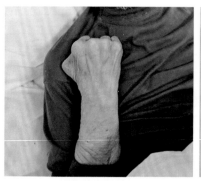

图 4-5-21　手部拘急

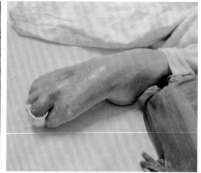

图 4-5-22　足部拘急

望二阴

前阴为生殖和排尿器官,后阴指肛门,为排便之门户。前阴为肾所司,宗筋所聚,太阴、阳明经所会,阴户通于胞宫并与冲任二脉密切相关,肝经绕阴器,故前阴病变与肾、膀胱、肝关系密切。后阴为肾所司,脾主运化,升提内脏,大肠主传导糟粕,故后阴病变与脾、胃、肠、肾关系密切。

一、望前阴

（一）男性前阴

望男性前阴应注意观察阴茎、阴囊和睾丸是否正常,有无硬结、肿胀、溃疡和其他异常的形色改变。男性前阴常见的异常改变有以下几方面。

1. 外阴肿胀

男性阴囊肿胀称为阴肿。阴肿而不痒不痛者,可见于水肿病。阴囊肿大,一般称为疝气（图4-6-1）,可因小肠坠入阴囊,或内有瘀血、水液停积,或脉络瘀曲,睾丸肿胀等引起。若阴囊红肿、瘙痒、灼痛,多为肝经湿热下注所致。

2. 外阴收缩

男性阴囊阴茎收缩,拘急疼痛,称为阴缩（图4-6-2）,主要责之于肾、

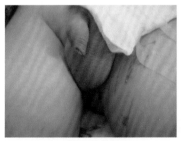

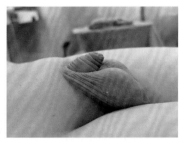

图4-6-1　阴囊疝气　　　　　图4-6-2　阴缩

肝，寒邪直中厥阴、阳虚复感寒邪、肝阳上亢伤阴、情志内伤肾阴为其主要病机，多属本虚标实。阳虚精弱、肝虚血少为其本，寒湿外侵、气机逆乱为其标。清代叶桂《叶氏医案存真》云："治宜滋肾舒肝，使精血渐充，则筋骨亦渐和柔，但幻症日久，非一朝一夕之功。"

3.外阴生疮

前阴部生疮，或有硬结破溃腐烂，时流脓水或血水者，称为阴疮（图4-6-3），常伴有瘙痒、疼痛，继而可出现糜烂，甚或发展成溃疡，多因肝经湿热下注，或热毒之邪侵扰机体日久，耗伤阴液，热邪夹虚火留恋于龟头所致，或感染梅毒（图4-6-4）所致。

若硬结溃后呈菜花样，有腐臭气，则多为癌肿（图4-6-5）。该病多因肝肾阴虚，宗筋失养，痰瘀停滞于宗筋而致阴茎络脉阻遏，痰瘀凝结成核而出现阴茎肿块，病属难治。

4.外阴湿疹

男子阴囊起疹，瘙痒灼痛，湿润或有渗液者，称为肾（阴）囊风（图4-6-6）。多由肝经湿热下注，风邪外袭所致；若日久皮肤粗糙变厚者，多为阴虚血燥之证。

5.阴茎折断

前阴部因外伤等因素导致阴茎出现局部剧痛、红肿、尿道口出血等症状，称为阴茎折断（图4-6-7），病性以实证居多，或虚实夹杂。本病或因房事不节，姿势不良，用力过猛；或先天禀赋不足，肾虚精弱；或跌扑损挫，玉茎受伤，致使宗筋脉络受损，血脉瘀阻。

6.水疝

男性阴囊内积聚的液体超过正常量，以阴囊一侧或双侧肿大，不红不热为主要症状称为水疝（图4-6-8），或因肝气不舒，肾虚气化失司，脾虚水湿停运，水液输布失常，循肝经下注于阴器而成；或饮食失节，内生湿热，下注于肾囊而成；或跌扑损伤，血络受阻，水液不行而成。本病发生的关键为阴囊内水液输布异常，蓄水过多。《圣济总录》云："水气盛则津液内结，谓之水癫。"

7.睾丸异常

小儿睾丸过小或触不到，多属先天发育异常，亦可见于痄腮后遗症（睾丸萎缩）。

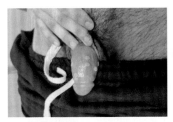

图 4-6-3　阴疮

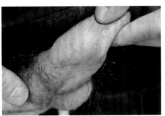

图 4-6-4　梅毒

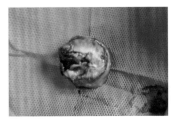

图 4-6-5　阴茎癌

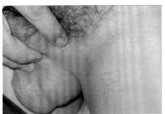

图 4-6-6　肾囊风

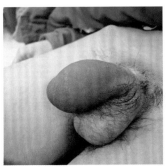

图 4-6-7　阴茎折断

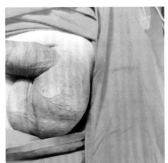

图 4-6-8　水疝

（二）女性前阴

对女性前阴的诊察要有明确的适应证，由妇科医生负责检查，男医生需在女护士陪同下进行。女性前阴常见的异常改变有以下几方面。

1. 阴肿

阴肿而不痒不痛者，可见于水肿病。女子外阴部及外阴一侧或两侧出现肿胀，并疼痛、有灼热感（图4-6-9）。多因肝经湿热，或痰湿凝滞，下注阴部而致；或因跌扑闪挫，损伤阴户，气血瘀滞所致。

2. 阴部湿疹

女子外阴起疹，甚至出现水疱，瘙痒灼痛、红斑，湿润、糜烂或有渗液，反复发作，为湿疮（图4-6-10），多因肝经湿热下注或脾虚生湿，湿热下注

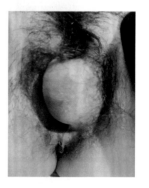

图4-6-9　阴肿

或感染虫毒所致。日久可出现外阴皮肤增粗、皮肤色素减退及白斑（图4-6-11，图4-6-12），多因饮食失节、情志所伤、久病体虚导致气血亏虚，复感外界风邪，内虚外邪相互作用而致。

3. 阴疮

阴疮指女子阴户结块肿胀，伴发局部疼痛，甚或阴户破溃流脓，可见赤白分泌物，黄水淋漓，又称阴蚀（图4-6-13），多属肝经湿热下注，或情志不畅，肝郁化火，或房事不洁，感染梅毒所致（图4-6-14）。

4. 阴挺

妇女阴户中有物突出如梨状（图4-6-15、图4-6-16），《景岳全书·妇人规》云："妇人阴中突出如菌如芝，或挺出数寸，谓之阴挺。"多因脾虚中气下陷，或产后劳伤，胞宫下坠阴户之外所致。

5. 阴菌

阴菌指外阴出现肿物如结节状、菜花状、溃疡状，破溃有腐臭气，即现代医学的外阴癌（图4-6-17）。多因机体正气亏虚，经行产后，热毒侵入，或湿热之邪内侵，瘀血内停，湿热瘀交结，阻滞冲任，日久致阴菌。

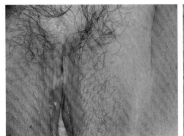

图 4-6-10 湿疮

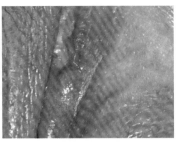

图 4-6-11 湿疮
（外阴皮肤增粗）

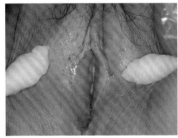

图 4-6-12 湿疮（外阴白斑）

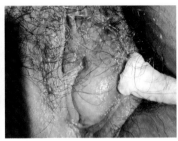

图 4-6-13 阴疮

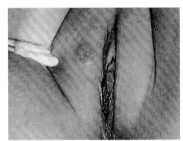

图 4-6-14 梅毒

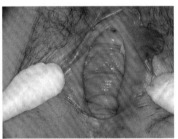

图 4-6-15 阴挺
（阴道前壁及子宫脱垂）

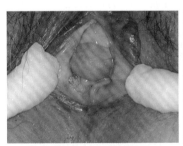

图 4-6-16 阴挺、臊疣
（子宫脱垂合并尖锐湿疣）

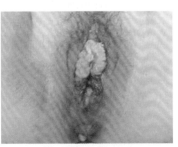

图 4-6-17 阴蕈

6. 臊瘊

疣生于潮湿臊气之二阴处，故名为臊瘊，相当于现代医学的尖锐湿疣。生于两阴皮肤黏膜交接处的疣由于湿润、柔软，形如菜花，污秽而色灰，民间有"菜花疮"之称（图4-6-18，图4-6-19）。多因房事不洁，触染邪毒，酿生湿热，湿热毒邪结聚，发于阴部肌肤而成。

二、望后阴

望后阴时应注意观察肛门的位置和形态、皮肤局部颜色、肛周肿物、脱出物、分泌物、血迹等。检视时可嘱患者侧卧位，双腿尽量前屈靠近腹部，使肛门充分暴露。检查者用双手将臀部分开，即可观察肛门外部的病变；然后再让患者用力屏气，以观察有无肛内脱出，脱出物的位置、数目、大小、色泽，有无糜烂出血点等。肛门部常见的异常改变有以下几方面。

1. 痔疮

痔疮是指人体直肠末端黏膜下和肛管及肛缘皮下静脉丛发生扩大、曲张所形成的柔软静脉团。其生于肛门齿状线以上者为内痔（图4-6-20），生于肛门齿状线以下者为外痔（图4-6-21），内外皆有者为混合痔。多由饮食不节、感受风湿燥热、劳逸过度、气血不和、脏腑虚弱，或久坐、负重、便秘、腹泻等，使肛门部气血纵横、经脉交错、结滞不散而成。

2. 肛裂

肛裂是指发生在肛管齿状线以下皮肤的缺血性溃疡，多呈纵向梭形，主要表现有便血、便秘及周期性疼痛，中医又称"裂肛""钩肠痔""裂口痔"等（图4-6-22）。多因血热肠燥、伤津耗液或素体阴亏、津液不足，导致燥屎内结，艰涩难出，便时努责损伤肛门所致。

3. 肛痈

肛门周围局部红肿疼痛，状如桃李，破溃流脓者，为肛痈（图4-6-23），以发病急骤，疼痛剧烈，伴高热，破溃后形成肛漏为特点。常因外感热、燥、火等邪气，或过食辛辣肥甘、醇酒炙煿之品，导致热盛肉腐成脓而为痈。

4.肛漏

肛漏是指肛痈破溃后久不敛口，脓汁不止，直肠和肛门皮肤之间形成互相贯通的管道，又称为痔漏、穿肠漏等（图4-6-24）。多因肛痈溃后，湿热未清，留连肉腠，不能托毒外出，溃口久不收口而成。

5.脱肛

直肠壁部分或全层向下移位脱出于肛外，称为脱肛（图4-6-25）。轻者便时脱出，便后可自行回纳；重者脱出后不能自回，须用手还纳或嵌顿难以回纳。检视时可嘱患者蹲位，用力屏气做排便动作，即可在肛门外看到红色脱出物呈圆锥状或半球状，多因脾虚中气下陷所致。该病常见于老人及产妇，也常见于久泻、久咳和习惯性便秘者。

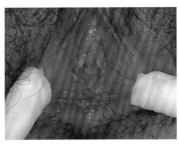 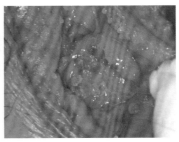

图 4-6-18　臁瘘（一）　　　图 4-6-19　臁瘘（二）

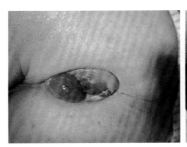 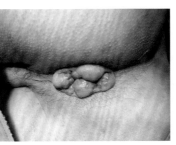

图 4-6-20　内痔（脱出）　　　图 4-6-21　外痔

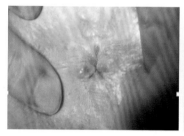
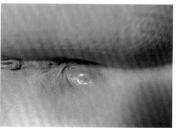

图4-6-22　肛裂　　　　　　　　图4-6-23　肛痈

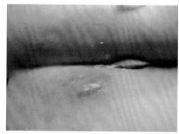
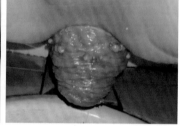

图4-6-24　肛漏　　　　　　　　图4-6-25　脱肛

中医望诊识病彩色图解

望乳房

乳房位于胸前第二和第六肋骨水平之间，由乳头、乳晕、乳络、乳囊等部分组成。脏腑功能盛衰与乳房的生理病理关系密切，若脏腑功能失常，或经脉闭阻不畅，冲任失调，均可导致乳房疾病的发生。《妇科玉尺·妇女杂病》云："妇女之疾，关系最钜者，则莫如乳。"关于乳房疾病，早在汉代就有记载。乳房发生某种病变后，一般会在体表反映某些体征，医生可根据患者乳房表面出现的某些体征，做出初步诊断，帮助判断病变性质。

乳房表面情况的临床望诊可分为生理表现和病理表现，生理上可从年龄、乳房大小、乳头数量来观察区分；病理上可从乳房表面色泽的改变、慢性窦道、乳房表浅静脉的扩张、皮肤凹陷、橘皮样改变、菜花样改变等方面鉴别诊断。

一、生理方面

（一）年龄

1. 青春期

青春期开始后，女性激素的分泌，卵巢功能的增强，乳房受到激素的刺激，开始发育，变得丰满起来，女孩这个时期会出现疼痛明显，乳头增大，乳晕色素增多（图4-7-1）。《素问·上古天真论》云："女子二七而天癸至，任脉通，太冲脉盛，月事以时下，故有子。"女子14岁之时，乳房便随月经初潮的同时开始发育，并受冲、任二脉的盛、通所司。

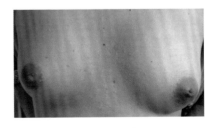

图4-7-1　青春期乳房

2. 成年期

随着时间的推移，当女性进入成年期，乳房将进一步丰满、成熟，随月经周期与不同阶段激素水平的变化而发生相应改变。大部分女性在月经来潮前一星期左右，因为受到雌性激素影响乳房增大，等月经来潮后激素水平下降，乳房复原。怀孕期间由于雌激素和孕激素刺激乳腺导管的增生和发育，会使乳房体积增大且乳晕颜色加深（图4-7-2）。中医认为，乳房的功能是授乳，而乳汁是气血化生的产物。胃旺则水谷之精以生新血，血充则乳自足。

3. 中老年期

女性进入中老年后，卵巢分泌激素减少，因为缺乏雌性激素刺激，乳房会慢慢萎缩，腺体组织会被乳房组织所代替，其体积比原来变小（图4-7-3）。"七七，任脉虚，太冲脉衰少，天癸竭"，中老年女性冲任渐衰，乳房也随之退化。

（二）乳房大小

1. 乳房肥大

乳房肥大即巨乳症（图4-7-4）。是指由于乳房过度发育所导致的体积过度增大，超过体重的3%左右，与人体各部分比例明显失调，可伴有肩背酸痛、湿疹、体型臃肿等症状。巨乳症多数发生在青春期和妊娠期，原因可能由于腺体及脂肪组织对雌激素异常敏感所致。中医认为乳房过大可能与冲任失衡或饮食不节有关，亦可见于常人。

2. 乳房发育低下

一般是指乳房过小，一侧或双侧乳房缺失（图4-7-5）。乳房与乳头均缺者，称为完全性乳房缺失；仅有乳头而无乳房者称为部分性乳房缺失。冲为血海，任为阴脉之海。冲任下司月水而主胞胎，上散于胸中，主乳房之发育、生长，先天或后天发生的冲任不足，可能导致此病症。

（三）乳头数量

1. 多乳头症

多乳头症是指多余的乳头出现在正常乳头旁边或者在乳房的任何部位，通常由遗传因素、内分泌激素紊乱、局部感染等因素引起（图4-7-6、图4-7-7）。

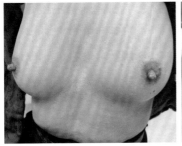 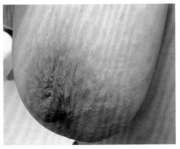

图 4-7-2　成年期乳房　　　图 4-7-3　中老年期乳房

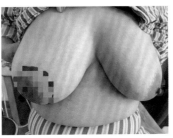 

图 4-7-4　乳房肥大　　　图 4-7-5　乳房过小

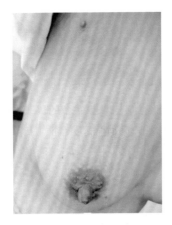 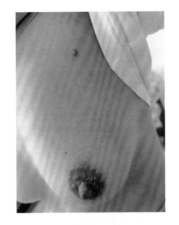

图 4-7-6　第二乳房－右乳　　图 4-7-7　第二乳房－左乳

2.乳头内陷

乳头内陷是指乳头不能凸出而向内凹陷，乳头内陷的程度因人而异，轻者仅表现为不同程度的乳头低平或回缩，受刺激后可凸出或可挤出乳头，重者表现为乳头完全陷于乳晕内，无法被牵出，呈火山口状，并常伴有分泌物或异味（图4-7-8）。乳头内陷大多责之于肝与脾胃，乳头为足厥阴肝经所属，乳房为足阳明胃经所司。乳房之发育正常与否，全赖肝气之疏泄调达，脾胃之化生滋养，气血充沛，则乳房丰腴；气机调畅，泌乳有度。乳头不出者，为肝气不疏而郁滞，或脾气不升而下陷。

二、病理方面

1.乳房皮肤红肿

女性乳房最常见的皮肤表面症状为乳房红肿，多见于乳痈、乳发、乳疖等病证。若乳房局部发红、肿大、压痛，且患者在哺乳期，则考虑可能为急性乳腺炎，中医名为乳痈（图4-7-9、图4-7-10）；患者不在哺乳期，则考虑可能为浆细胞性乳腺炎或肉芽肿性乳腺炎，均为乳痈。《外科正宗》云："初起红赤肿痛，身微寒热，无头眩，无口干，微痛者顺。已成掀肿发热，疼痛有时，一囊结肿，不侵别囊者轻。"描述乳痈初起，乳房皮肤局部肿胀疼痛，皮肤红热伴恶寒发热，但无头晕口干之症，提示正气未虚、津液未伤，则病易愈；成脓期肿块逐渐变大，乳房红肿疼痛严重，但病灶界限清楚，未向周围扩散，则病易治。

2.乳房慢性窦道

乳房化脓性疾患破溃后经久不愈或施治不当易形成慢性窦道，乳漏外在表现为溃脓疮口凹陷，脓水淋漓，周围皮肤紫暗潮湿（图4-7-11、图4-7-12）。若患者乳房表面形成漏管，则提示可能为乳内肿块余毒未清或患者正气虚弱使疮口难以速敛。"此谓因发痈疮，而脓汁未尽，其疮暴瘥，则恶汁内食后更发，则成瘘者也。"

3.乳房表浅静脉扩张

引起乳房表浅静脉曲张的原因有很多，怀孕、哺乳期、颈部静脉受压、乳腺肿瘤等原因，均可导致皮肤浅表的血管出现扩张、疼痛等不适症状（图4-7-13）。青筋暴露属于现代医学所说的乳房表浅静脉曲张。

4.乳房皮肤凹陷

乳腺癌中晚期，当肿瘤病变侵入乳房时引起乳房肿大，连接腺体与皮肤的纤维韧带不会随局部病变组织增大伸长，因此乳房表面皮肤会出现凹陷点，形成"酒窝征"或出现乳头凹陷（图4-7-14、图4-7-15）。《肘后备急方》云"痈结肿坚如石，或如大核，色不变，或作石痈不消""若发肿至坚而有根者，名曰石痈"。《诸病源候论》云："乳中结聚成核，微强不甚大，硬若石状。"

5.橘皮样改变

结合乳腺疾病的临床实践发现，橘皮样改变多发生于乳腺癌中晚期，由于乳癌中晚期癌组织生长速度较快，堵塞表面皮肤的淋巴管后引起局部淋巴回流受阻而水肿，但由于皮下组织与皮肤毛囊紧密联结，使淋巴水肿不明显，从而会伴有明显橘皮样改变（图4-7-16、图4-7-17）。

6.菜花样改变

乳腺癌发展到晚期，肿瘤细胞生长迅速，侵袭皮肤浅层使局部发生肿胀隆起，皮肤发红、变薄，肿块顶透皮肤后可发生破溃。较大的肿块破溃后，大量坏死组织及浑浊血液向外排出，使乳房表面形成"菜花样"溃疡型深洞（图4-7-18、图4-7-19）。《外科正宗》对乳腺癌晚期的描述较为全面，云："日后肿如堆粟，或如覆碗，紫色气秽，渐渐溃烂，深者如岩穴，凸者若泛莲，疼痛连心，出血则臭。"乳腺癌后期皮肤破溃凹陷如山岩，外翻如泛莲。

中医望诊观察乳房表面皮肤的改变对乳腺疾病的诊断具有重要作用，中医乳房望诊的独特优势就是不做侵入性的治疗而对乳房表面进行有目的的观察，从而辨证施治，其直观、简便、高效等特点对临床诊断具有极大帮助，值得深入研究。近年来随着中国中医药现代化的发展，中医望诊与现代西医诊断技术有力结合，通过观察患者的乳房表面皮肤改变可以帮助了解基本的病情变化，并结合现代检测数据提高诊断准确率，使临床诊断更加便捷有效。

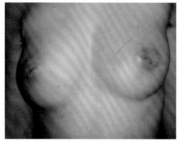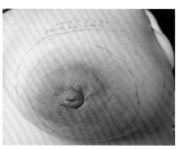

图 4-7-8 　乳头内陷　　　　图 4-7-9 　急性乳腺炎

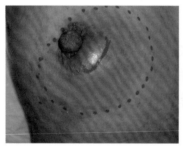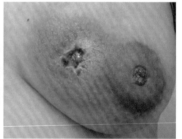

图 4-7-10 　急性乳腺炎　　图 4-7-11 　乳房慢性窦道

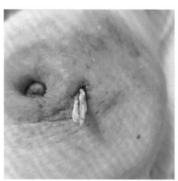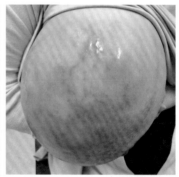

图 4-7-12 　乳房慢性窦道　图 4-7-13 　乳房浅表静脉曲张

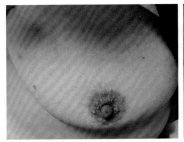 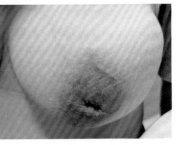

图 4-7-14　乳房皮肤凹陷点　　图 4-7-15　乳头凹陷及
　　　　　　　　　　　　　　　　　　　　皮下肿块

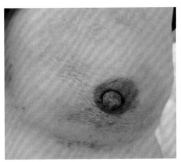 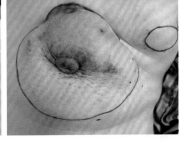

图 4-7-16　橘皮样改变（一）　图 4-7-17　橘皮样改变（二）

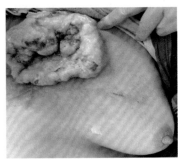 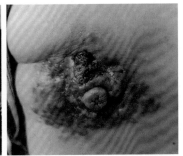

图 4-7-18　菜花样改变（一）　图 4-7-19　菜花样改变（二）

望皮肤

皮肤为一身之表，内合于肺，卫气循行其间，有保护机体的作用，脏腑气血亦通过经络而外荣于皮肤。当感受到外邪或者内脏出现问题时，会在外体现于皮肤。因此，观察皮肤不仅可以诊断皮肤上的病变和判断病邪的性质，还能够观察内脏的虚实、气血的盛衰以及疾病严重程度和预后等。

正常皮肤丰满而有弹性，荣润而有光泽，提示精气旺盛，津液营血充沛。望皮肤应注意观察皮肤色泽、形态的变化以及皮肤上可能出现的各种病症表现，如斑、疹、痘、瘰、痈、疽、疔、疖等。通过对这些信息的综合分析，可以更准确地判断患者的病情，为临床诊疗提供重要依据。

一、色泽异常

1. 皮肤发赤

皮肤突然出现大片鲜红，色泽如涂丹，边界清晰，灼热且肿胀，为丹毒。发生在头部和面部者，称抱头火丹（图4-8-1），多由风热化火引起。发生在小腿和足部者，称流火（图4-8-2），多由湿热化火所致，亦有因外伤感染而引发者。发生在全身、游走不定者，称为赤游火丹。发生在上半身者，多由风热化火所致；发生在下半身者，多因湿热化火而成，亦有因外伤感染而引起者。

2. 皮肤发黄

面目、肌肤及爪甲均呈现黄色者，为黄疸。多因外感湿热、疫毒，内伤酒食，或脾虚湿困，或血瘀气滞等所致。若黄色鲜明如同橘皮，则为阳黄（图4-8-3），为湿热蕴蒸，导致胆汁外溢至肌肤所成。反之，黄色晦暗如烟熏色，则为阴黄（图4-8-4），由寒湿阻遏，使得胆汁外溢至肌肤所致。

3. 皮肤发黑

面部、手部、乳晕、腋窝、外生殖器和口腔黏膜等部位出现弥漫性的棕黑色改变，多为黑疸，此病症主要由劳损导致肾脏受损引起。全身皮肤发黑的情况可见于肾阳虚衰患者。

4. 皮肤白斑

在四肢、面部等部位出现大小不等的白斑，边界清晰，病程缓慢，为白驳风（图4-8-5），通常由风湿侵袭、气血失和、血不荣肤等因素引起。

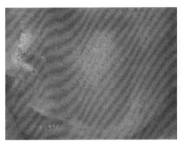 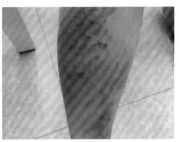

图4-8-1　抱头火丹　　　　　　图4-8-2　流火

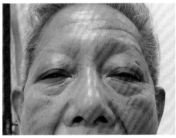 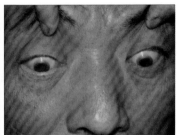

图4-8-3　阳黄　　　　　　　　图4-8-4　阴黄

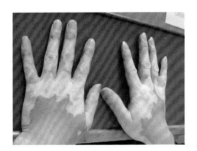

图4-8-5　白驳风

二、形态异常

1. 皮肤干燥

皮肤干枯无华，甚至皲裂、脱屑的症状（图 4-8-6），多为血虚或津液不足，肌肤失养所致，或因外邪侵袭、气血滞涩等所致。

2. 肌肤甲错

皮肤出现局部或广泛的干燥和粗糙，类似于鱼鳞状，多因血瘀日久，肌肤失养所致（图 4-8-7）。

3. 皮肤硬化

皮肤硬化指皮肤粗厚粗糙、僵硬、肿胀，弹性减弱，活动度下降的症状（图 4-8-8），属于中医"皮痹""肌痹"之范畴，主要是由于素体阳气虚弱，津血不足，抗病能力低下，外被风寒诸邪浸淫肌肤，凝结腠理，痹阻不通，导致津液失布，气血耗伤，肌腠失养，脉络瘀阻。

4. 皮肤水肿

皮肤水肿可分为阳水和阴水两种类型。阳水的特征是肿胀迅速发生，起始于眼睑和颜面，迅速扩散至全身，大多由于外感风邪导致肺气失宣降（图 4-8-9）。阴水的肿胀发展相对较慢，通常从下肢和腹部开始，逐渐影响到颜面，阴水大多由于脾肾阳衰，水湿泛溢所致（图 4-8-10）。

三、皮肤病症

（一）斑疹

斑疹皆属皮肤症状，但二者有所区别。

1. 斑

皮肤或黏膜上出现深红或青紫色的斑块，形状类似片状，贴附于皮肤表面，触摸时不易移动，按压后颜色不会消退。平铺皮下，不高出皮面，摸之不碍手（图 4-8-11）。深紫或紫红色斑多为外感热毒所致，淡紫或青紫色斑多为脾不统血所致。

2.疹

多呈现红色或紫红色，形状呈现颗粒状，突出于皮肤表面，触摸时感觉有明显凸起，用手按压时可能会暂时变浅或褪色。疹色淡红，细小稀疏，皮肤瘙痒，症状轻微者，为风疹（图4-8-12），多因感受风热时邪，与气血相搏所致。

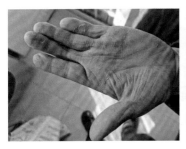

图 4-8-6　皮肤干枯

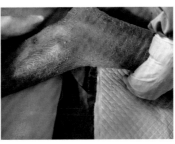

图 4-8-7　肌肤甲错

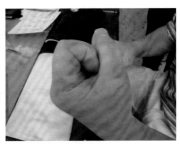

图 4-8-8　皮肤硬化

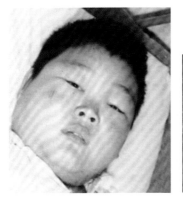

图 4-8-9　阳水

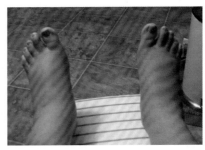

图 4-8-10　阴水

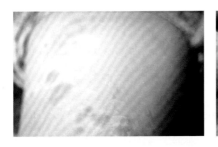

图 4-8-11　斑

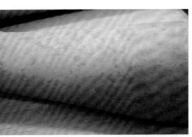

图 4-8-12　风疹

3. 瘾疹

淡红或淡白丘疹皮肤瘙痒，融合成片，形成风团，出没迅速者，为瘾疹（图 4-8-13）。多因正气不足，卫外不固，外感风邪；或因饮食失节，肠胃积热，复感风邪；或因情志内伤，冲任不调，血虚生风；或对某些物质过敏所致。

（二）水疱

水疱指皮肤上出现成簇或散在性小水疱的表现，可有水痘、白痦、天疱疮、湿疹、缠腰火丹等。

1. 水痘

小儿皮肤突然出现粉红色的斑丘疹，很快便转化为椭圆形的小水疱，这些水疱遍布全身，晶莹剔透，皮薄且易破（图 4-8-14）。水疱的人小不等，且会分批出现，多因外感时邪，内蕴湿热所致，属儿科常见传染病。

2. 白痦

在暑湿和湿温患者的皮肤上出现的一种白色的小疱疹，被称为白痦。疱疹晶莹剔透，似粟米大小。多由于外感湿热之邪，郁结肌表不散，汗出不透彻，蕴酿而成，是湿温患者湿热之邪透泄外达的一种表现。若白痦晶莹饱满，颗粒清晰，称为晶疹，表明患者的津气尚充足，是顺证，病情较好。若白痦颜色枯白，干瘪无浆，则为枯疹，为津气亏竭，是逆证，病情较重。

3. 天疱疮

患处皮肤初起小如芡实或大如棋子，燎浆水疱，可延及遍身、焮热疼痛，未破不坚，疱破则毒水浸烂不臭（图 4-8-15）。多因心火妄动，脾湿内蕴，外感风热邪毒，阻于肌肤所致。

4. 湿疹

皮损对称分布，多形损害，剧烈瘙痒，有渗出倾向，反复发作，易成慢性等（图 4-8-16、图 4-8-17），根据病程可分为急性、亚急性、慢性三类。急性湿疮以丘疱疹为主，炎症明显，易渗出；慢性湿疮以苔藓样变为主，易反复发作。急性者以湿热为主；亚急性者多与脾虚湿恋有关；慢性者则多久病耗伤阴血，血虚风燥，乃致肌肤甲错。

5. 缠腰火丹

多见于一侧腰部或胸胁部，初起皮肤灼热刺痛，继之出现粟米至黄豆大小簇集成群的水疱，排列如带状，局部刺痛，多因肝经湿热熏蒸所致（图 4-8-18）。

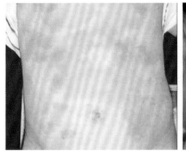

图 4-8-13　瘾疹

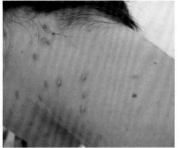

图 4-8-14　水痘

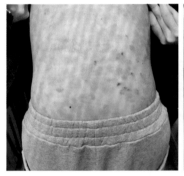

图 4-8-15　天疱疮

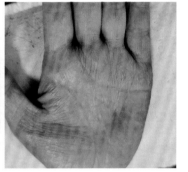

图 4-8-16　手部湿疹

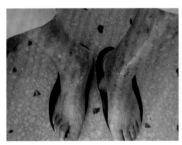

图 4-8-17　下肢湿疹

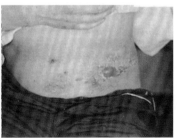

图 4-8-18　缠腰火丹

（三）疮疡

疮疡指各种致病因素侵袭人体后引起的体表化脓性疾病，主要有痈、疽、疔、疖等。

1. 痈

患部红肿高大、根盘紧束，掀热疼痛者，为痈（图4-8-19）。一般未脓易消，已脓易溃，脓液稠黏，疮口易敛。多为湿热火毒蕴结，气血瘀滞而发。

2. 疽

患部漫肿无头，皮色不变或晦暗，局部麻木，不热少痛者，为疽。一般未脓难消，已脓难溃，脓汁稀薄，疮口难敛，溃后易伤筋骨。多因气血亏虚，阴寒凝滞而发。

3. 疔

患部疔形虽小，但根脚坚硬，有如钉丁之状，病情变化迅速，容易造成毒邪走散。常发于颜面手足，多因外感风邪火毒，毒邪蕴结而发。

4. 疖

患部形小而圆，色红、灼热、疼痛，突起根浅，肿势局限，范围多小于3cm，易脓、易溃、易敛（图4-8-20）。多因外感热毒或湿热蕴结所致。

（四）痤疮

患处见丘疹顶端如刺，可挤出白色碎米样粉汁。皮疹多发于颜面、前胸等处，常伴皮脂溢出，多因肺热或肠胃湿热所致，又称"粉刺""青春痘""暗疮"等（图4-8-21）。

（五）其他皮肤疾病

1. 象皮肿

患处出现肿胀，随后皮肤变得厚实粗糙，呈现出类似象皮的外观，并可继发感染，形成溃疡，少数可恶性变（图4-8-22），多因淋巴液回流障碍导致淋巴液在皮下持续积聚，甚则引起纤维组织增生。中医认为其因摄生不慎，久居湿地，寒湿之邪入侵，留恋不去，日久化热，流注下肢，阻塞经络；或脾虚水停，痰湿内生，阻遏气机，经络阻塞不通，气血瘀滞不行所致。

2. 白疕

皮损最初表现为针尖大小的丘疹，然后逐渐扩大为绿豆至钱币大小的淡红色或鲜红色斑块（图4-8-23）。斑块可融合成不同形态的斑片，边界清晰，表面覆盖有多层银白色鳞屑，刮去鳞屑，会呈现出淡红色、半透明、半反光的薄膜。搔刮薄膜，可引起点状出血，多为血热内蕴、血燥风盛所致。

3. 葡萄疫

患部出现针尖至黄豆大小的瘀点或瘀块，可合并成片，皮疹在5至7天内颜色逐渐变浅，并逐渐消退，但也可反复发生，多因外邪侵袭、脏腑蕴热、灼伤脉络所致。

4. 油风

患处头发突然出现斑片状脱落，可为单个或多个斑块（图4-8-24），通常没有明显的自觉症状，多与肝肾不足、血热生风、肝郁血燥、气血两虚等有关。

5. 唇风

患处口唇黏膜红肿痒痛、干燥开裂、溃流黄水、反复脱屑（图4-8-25），多因内有脾胃积热，外因日晒、风吹或舔唇等所致。

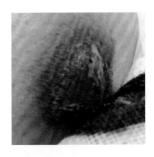

图4-8-19 痈

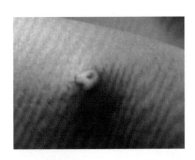

图4-8-20 疖

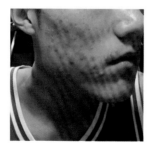 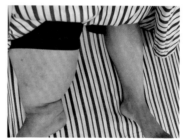

图 4-8-21　痤疮　　　　　　图 4-8-22　象皮肿

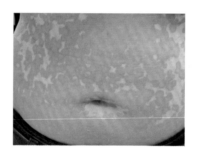

图 4-8-23　白疕

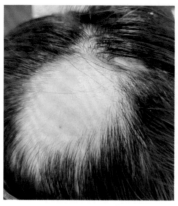 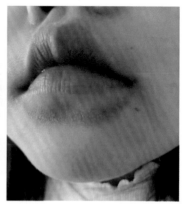

图 4-8-24　油风　　　　　　图 4-8-25　唇风

第五章

望排出物

望排出物是观察患者的分泌物、排泄物及某些排出体外病理产物的形、色、质、量变化，以诊察病情的方法。

分泌物主要是指人体器官、孔窍里所分泌的液体，具有濡润官窍等作用，起保护功能，如汗、泪、涕、涎、唾等；排泄物是人体所排出的代谢废物，如大小便、月经等；此外，还有某些病变时所产生的病理产物，如痰、呕吐物、脓血等，亦属排出物的范畴。有的排出物需患者（或患者家属）观望，如医生亲自见到二便的时候比较少，需由医生问出排出物的气味、颜色、质地等进行综合判断。各种排出物的产生均与脏腑的功能密切相关，因此，临床通过审察排出物形、色、质、量等变化，以了解脏腑的功能状态，及疾病之寒热虚实。

望排出物总的规律：凡色淡或白、质稀、量多者，多属虚证、寒证；色深或黄、质稠、量少者，多属实证、热证。《素问·至真要大论》云"诸病水液，澄澈清冷，皆属于寒""诸转反戾，水液浑浊，皆属于热"。

望排出物的注意事项有以下内容：

1. 根据排出物的性状及观察的目的，要注意采集的方法和选择适当的容器，尿液要用干燥而透明的容器，让患者直接留尿，并静置片刻，便于观察尿液颜色和清浊程度。留痰的容器应稍放水，看痰的浮、沉可以辨别痰的稀稠。脓液、粪便等宜留于无色无水的搪瓷扁盆，便于观察其形色质量的变化，各种排出物不宜留置过久，以免使排出物颜色、性状发生变化而影响观察结果。

2. 注意外界因素对排出物的影响，在大小便中尤为明显，如气温较高，汗出增多，或饮水量减少，则小便量少而黄。反之则量多色淡，当尿量减少时，或气候寒冷，尿酸盐溶解度降低，可出现尿液中有白色混浊，但加热后可使其溶解而变透明；饮食物碱性偏高时，可使尿中有乳白色磷酸盐沉淀，但加入醋酸后，可使其溶解变清，上述两种乳白尿均不属病态。

食用含铁质丰富的食物或药物，可使大便变黑；服用呋喃唑酮、大黄、黄芩、黄连等药物可使尿液变黄，使用安络血等药物，可使尿色变红。婴幼儿的大便颜色与性状，可随喂养饮食种类不同而各异。由此可见，由于外界因素造成二便的各种变化，应与疾病引起的异常作鉴别。

望痰涎

一、望痰

痰是机体津液代谢输布障碍所形成的一种病理产物。"脾为生痰之源，肺为贮痰之器"，其形成与肺脾功能状态密切相关。观察痰的质地、黏度、颜色、气味及痰量，可以判断脏腑的病变和病邪的性质。

1.痰色白质清稀量多者，多属寒痰（图 5-1-1）。多因寒邪客肺，津凝不化，聚而为痰，或脾阳不足，湿聚为痰，上犯于肺所致。

2.痰稀而起泡沫者为风痰，多因外感风寒，肺失宣降，津液不布所致。

3.痰黄质黏稠，甚则结块者，多属热痰，因邪热内盛，煎津为痰，聚于肺中所致。

4.痰少质黏，难于咳出者，多属燥痰，因燥邪犯肺，耗伤肺津，或肺阴亏虚，虚火灼津，清肃失司所致。

5.痰白清稀量多（图 5-1-2），易于咳出者，多属湿痰，因脾失健运，水湿内停，湿聚为痰，上犯于肺所致。

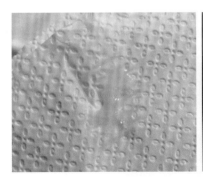

图 5-1-1　寒痰

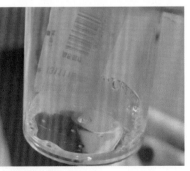

图 5-1-2　痰白清稀量多

6.痰中带血，色鲜红者，称为咳血或血痰。常见于肺痨、肺癌等肺脏疾病，多因肺阴亏虚和肝火犯肺，火热灼伤肺络，或痰热、邪毒壅阻，肺络受损所致。

7.咳吐脓血痰，或痰黄绿如脓，或见痰如米粥量多，气味腥臭者，多见于肺痈，是热毒蕴肺，腐败酿脓所致。

二、望涕

涕是鼻腔分泌的黏液，为肺之液。疾病过程中出现流涕，多因六淫侵袭，肺失宣肃，或热邪熏蒸，气血腐败成涕，或气虚阳亏，津液失固所致。

1.新病流涕多属外感表证，鼻塞流清涕者（图5-1-3），多属风寒表证；鼻塞流浊涕者（图5-1-4），多属风热表证。清涕属肺气不宣所致，浊涕属外感风热，风热闭肺所致。

2.久流浊涕，质稠、量多、色黄、气味腥臭者，多属鼻渊，多因湿热阻滞所致。

3.阵发性清涕，量多如注，伴鼻痒、喷嚏频作者，多属鼻鼽（图5-1-5），是肺气虚，卫表不固，风寒乘虚侵入所致。

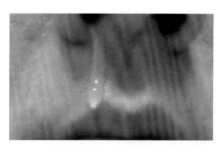

图 5-1-3　清涕

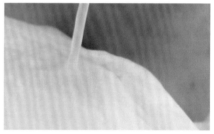

图 5-1-4　浊涕

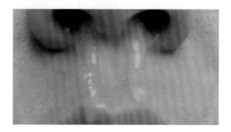

图 5-1-5　鼻鼽

望涎唾

涎唾是口腔中的黏液与唾液，其中清稀水样的称为涎，黏稠泡沫状的称为唾。涎为脾之液，由口腔分泌，具有濡润口腔、协助进食和促进消化的作用。唾为肾之液，亦与胃有关。望涎唾可以诊察脾、胃、肾的病变。

1.口流清涎量多者，多属脾胃虚寒。因脾胃阳虚，气不摄津所致。

2.口中时吐黏涎者，多属脾胃湿热。为湿热困阻中焦，脾失运化，湿浊上泛所致。

3.小儿口角流涎，涎渍颐下，病名曰滞颐。多由脾虚不能化津所致，亦可见于胃热、虫积或消化不良。

4.睡中流涎者，多为胃中有热或宿食内停所致。

5.时时吐唾，清稀量多，多为胃中虚寒，肾阳不足，水液上泛所致；唾少而黏，伴口干舌燥，多为肾阴耗损，胃阴不足，津液不能上承所致。

望呕吐物

呕吐因胃气上逆所致，外感、内伤皆可引起。呕吐物有多种多样，有清水、痰涎或饮食物，亦可能混有脓、血等。通过观察其形、色、质、量的变化，有助于了解胃气上逆的病因和病性。

1.呕吐物清稀，无酸臭，多属寒呕，因胃阳不足，腐熟无力，或寒邪犯胃，损伤胃阳，水饮内停，胃失和降所致。

2.呕吐物秽浊，有酸臭味，多属热呕，因胃有积热，蒸腐胃中之食，则吐物酸臭。

3.呕吐清水痰涎，胃有振水声，为痰饮，因脾失健运，饮停胃腑，胃气失降所致。

4.呕吐不消化、气味酸腐的食物，多属伤食，因暴饮暴食，损伤脾胃，食滞胃脘，胃气上逆，推邪外出所致。

5.呕吐黄绿苦水，多属肝胆湿热或郁热，胃失和降。

6.吐血，色暗红或紫暗有块，夹有食物残渣者，多属胃有积热，或肝火犯胃，或胃腑血瘀，因热伤胃络，络破血溢所致。

望二便

一、望大便

大便的形成由大肠所主，排泄与脾、胃、肠的传导等密切相关，同时还受肝的疏泄、肾阳温煦及肺气宣降等的影响。健康人一般1日或2日1次大便，为黄色成形软便，排便顺利通畅。观察大便的形、色、质、量、次数等变化，可诊察有关脏腑功能状况，及判断病性的寒热虚实。

1. 大便清稀如水样（图5-4-1），便次增多，每天三四次以上，多属寒湿泄泻，为外感寒湿，或饮食生冷，以致脾失健运，清浊不分。

2. 大便黄褐如糜（图5-4-2），多属湿热泄泻，为外感暑湿或湿热之邪，或饮食不洁，伤及胃肠，大肠传导失常所致。

3. 大便稀溏（图5-4-3），完谷不化，或如鸭溏者，多属脾虚或兼肾阳虚，因脾胃气虚或阳虚，运化失职，或肾阳虚衰，火不煦土所致。

4. 大便如黏冻，夹有脓血者（图5-4-4），多属痢疾，因湿热毒蕴结大肠，肠络受阻所致，若血多脓少者偏于热，脓多血少者偏于湿。此外，肠癌也可见大便脓血。

5. 大便色灰白如陶土色，多属寒湿黄疸，相当于现代医学的阻塞性黄疸。因肝胆疏泄失常，寒湿阻滞，胆汁不能正常排出所致。

6. 大便干燥硬结（图5-4-5），甚则燥结如羊屎，多属肠燥津亏，因热盛伤津，或胃火偏盛，或阴血亏虚，大肠液亏，传化不利所致。

7. 大便出血，简称"便血"。若血色鲜红，多属直肠或肛门附近的出血，称为"近血"（图5-4-6），见于风热灼伤肠络所致的肠风下血，或肛裂、痔疮出血等；若血色紫暗或色黑如柏油，多属胃、食管等离肛门较远部位的出血，称为"远血"，因瘀阻胃络或脾不统血所致。

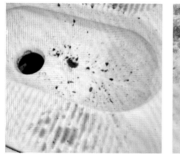

图 5-4-1　大便清稀如水样　　图 5-4-2　大便黄褐如糜

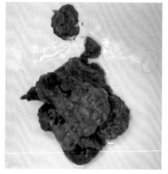

图 5-4-3　大便稀溏

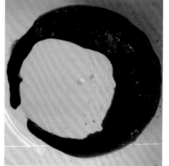

图 5-4-4　脓血便

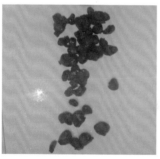

图 5-4-5　大便干燥硬结

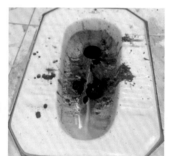

图 5-4-6　近血

二、望小便

小便的形成与津液代谢有关，受肾和膀胱的气化、肺的通调、脾的运化、三焦决渎的影响。观察小便的形、色、质、量、次数等变化，可了解体内的津液代谢以及相关脏腑的功能状态。

1. 小便清长者（图5-4-7），每昼夜尿量超过2500mL，多属虚寒证，因阳虚气化无力，气不化津，排尿失摄所致。可见于久病阳虚，或年高体弱、肾气不固的患者。

2. 小便短黄者（图5-4-8），多属实热证，因热盛伤津所致，或阴虚火旺，或黄疸，也可见于因剧烈汗、吐、泻而津亏所致。

3. 尿中带血者（图5-4-9），因下焦热盛或阴虚火旺，热伤血络，或脾肾不固，统血无力所致，常见于血淋、肾癌、膀胱癌等。

4. 尿有砂石者，因湿热蕴结膀胱，日久煎熬津液杂质为砂石所致。常见于石淋。

5. 小便浑浊如米泔、牛乳状，因肾气亏虚，固摄无力，脂液下流所致；或下焦湿热，气化不行，清浊不分并趋于下所致。常见于尿浊、膏淋等。

6. 尿时尿中泡沫增多。主要见于肾炎时由于尿中蛋白增多所致。

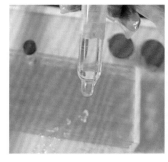
图5-4-7　小便清稀

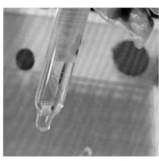
图5-4-8　小便色黄

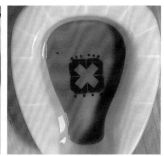
图5-4-9　尿中带血

第六章

望小儿指纹

小儿指纹是指 3 岁以内小儿两手示指掌侧前缘部的浅表络脉。望小儿指纹是观察 3 岁以内小儿指纹的形色变化以诊察病情的方法。望小儿指纹诊法始见于唐代王超《水镜图诀》，是由《灵枢·经脉》"诊鱼际络脉法"发展而来。后世医家如宋代钱乙的《小儿药证直诀》，以及清代陈复正《幼幼集成》、林之翰《四诊抉微》、汪宏《望诊遵经》等，都对望小儿指纹有详细的论述和发挥，使之广泛应用于临床，对诊断儿科疾病具有重要的作用。

望小儿指纹的原理与意义

　　望小儿指纹的理论依据，可追溯到《黄帝内经》之中的络脉诊法，《素问·皮部论》云："凡十二经络脉者，皮之部也。是故百病之始生也，必先于皮毛，邪中之则腠理开，开则入客于络脉，留而不去，传入于经，留而不去，传入于腑，廪于肠胃。"因为络脉浮于皮肤表面，疾病始生，必见于皮毛；肌肤腠理开，邪气客于络脉，会发生形态、颜色的变化。《灵枢·经脉篇》中云"凡诊络脉，脉色青则寒且痛，赤则有热。胃中寒，手鱼之络多青矣。胃中有热，鱼际络赤。其暴黑者，留久痹也。其有赤、有黑、有青者，寒热气也。其青短者，少气也。"文中说明络脉颜色之主病，青主寒主痛，赤主热，鱼际部位的青色提示胃中寒，色黑为九痹。这是首次提到手部望诊的诊疗意义，但此时还未将络脉望诊与小儿示指络脉相联系。由《灵枢·经脉》"诊鱼际络脉法"发展而来的小儿指纹诊法，始见于唐代王超《仙人水镜图诀》，但此书已亡佚，具体内容无从查证。但后世医家著作如薛己《保婴撮要》、王肯堂《幼科证治准绳》、万全《片玉心书》及张景岳《景岳全书》等著作均提到《水镜诀》一书。如宋代刘昉《幼幼新书》言："《仙人鉴》脉形论：夫小儿手之第二指，指有三节，脉之形出其上也。近虎口之位，号曰风关，其次曰气关，在其指端曰命关。凡有疾，当视其三关上之脉形"，由此可知《仙人水镜图诀》中已将小儿示指的第一、第二、第三节分为风关、气关、命关，并得到医家的认可。目前现存的医书中，最早记载小儿指纹的是宋代许叔微的《普济本事方》，该书提出小儿脉诊不便，应看虎口颜色，与四肢凉。并记载了虎口辨色歌诀："紫热红伤寒，青惊白是疳，黑时因中恶，黄即困脾端。"此书中的内容对于后世儿科望诊意义深远。宋元时期医家钱乙《小儿药证直诀》、陈文中《小儿病源方论》、宋代杨士瀛《仁斋小儿方论》都记载了望小儿虎口脉，并提出望诊小儿应在 3 岁之内。明清时期小儿望诊逐渐成熟，示指望诊也得到了推广。近现代的医家对于小儿指纹也有各自的发挥，如民国杨鹤龄《儿科经验述要》提出了 12 种常见的指纹形态，新增了开短丫鱼骨形，开长丫人字形。现代医学从解剖的角度分析小儿示指络脉的原理，运用图像处理软件分析小儿指纹与临床病证的关系。至此，小儿示指络脉望诊法广泛应用于临床，对诊断小儿疾病具有重要的意义。

《灵枢经》云："肺手太阴之脉……从腕后直出次指内廉出其端。"示指掌侧前缘浅表络脉为寸口脉的分支（其支从腕出别上，循次指内廉，出其端），与寸口脉同属手太阴肺经，其形色变化，在一定程度上可以反映寸口脉的变化，故望小儿指纹与诊寸口脉意义相同，可以诊察体内的病变。加之3岁以内的小儿寸口脉位短小，切脉时只能"一指定三关"，诊脉时又常哭闹，气血先乱，使脉象失真。而小儿皮肤较薄嫩，示指络脉易于观察，故常以望指纹辅助脉诊。

望小儿指纹的方法

望小儿指纹的方法，可以概括为：家长抱儿向光，医生左手握指，右手沾水推指，适力数次纹露，细看显露指纹，明辨络脉三关。具体方法有以下几个方面。

一、诊察方法

诊察小儿指纹时，应选择安静的环境，光线应柔和明亮，令家长抱小儿面向光亮，医生用左手拇指和示指握住小儿示指末端，再以右手拇指的侧缘蘸少许清水后在小儿示指掌侧前缘从指尖向虎口推擦几次，用力要适中，使指纹显露，观察指纹形色变化，以判断表里虚实寒热（图6-2-1）。

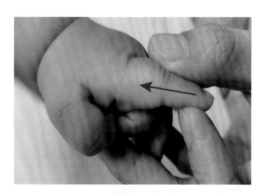

图 6-2-1　望小儿指纹诊察方法

在推示指三关时，应注意两点，一是要用拇指侧面推，且力度要适当，不可过轻或过重；二是方向为示指指端向虎口，即从命关向风关，切不可逆向而推，使血脉瘀滞于示指远端而误认为指纹色暗紫或指纹延长。《幼幼集成》云："凡看指纹，以我之大拇指侧面推儿示指三关，切不可覆指而推。"

二、适用年龄

现代大部分医家认为小儿指纹诊法适用于 3 岁以内，少数认为 10 岁以内均可。随着年龄增长，指纹越难以清晰鉴别。在对于诊左手脉络还是右手脉络，学者提出不同观点，据临床统计，男左女右的指纹望诊法并无实际意义。

三、三关定位

目前常用的定位方式是"风、气、命"三关定位。最早记载于《幼幼新书》"夫小儿手之第二指，指有三节，脉之形出其上也。近虎口之位，号曰风关，其次曰气关，在其指端曰命关"，认为小儿示指由近心端至远心端分别是风关、气关、命关。

四、诊察要点

1.观察示指脉络

主要观察络脉的位置，小儿示指指节分为四部，虎口、风、气、命。观察指纹达到的部位，由此定病情的程度，即"三关定轻重"。要注意危重与否并不是绝对的，也有危重患儿指纹不过命关，或指纹已过命关而病情轻浅，故需结合其他诊法，四诊合参。

2.观察示指络脉颜色

《保幼新编》提出风关、气关有赤纹者，主心病；青纹者，主肝病；白纹者，主肺病；黄纹者，主脾病；黑纹者，肾病，不治。根据古籍的记载与现代临床的总结，指纹颜色主病为：红色主伤寒，紫色主热盛，白色主虚证，黄色主脾病，青色主惊风，黑色主痢疾和危重恶候。

正常小儿指纹

正常小儿指纹为浅红微黄，隐现风关内，既不明显浮露，也不超出风关。形态多为斜形单支，粗细适中。主要表现为：隐隐风关内（纹位），淡红黄相兼（纹色），单支粗细适（纹形），寒热长动变（变异）。

一、正常小儿指纹特点

正常小儿指纹为红黄隐隐（图6-3-1），"惟黄色隐隐，或淡红隐隐，为常候也。"正常小儿指纹短小而平，在示指掌侧前缘风关内，隐隐显露于掌指横纹附近，纹色浅红略紫，无明显弯曲，呈单支且粗细适中。

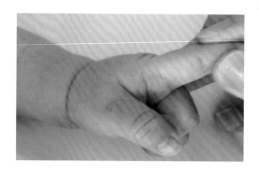

图6-3-1　正常小儿指纹

二、影响小儿指纹的因素

小儿指纹亦受多种因素的影响。年幼儿络脉显露而较长，年长儿络脉不显而略短。皮肤薄嫩者，指纹较显而易见；皮肤较厚者，络脉常模糊不显。肥胖儿络脉较深而不显，体瘦儿络脉较浅而易显。天热脉络扩张，指纹增粗变长；天冷脉络收缩，指纹变细缩短。因此，望小儿指纹也要排除相关影响，才能作出正确诊断。

病理小儿指纹

对小儿病理指纹的观察，应注意其纹位、纹态、纹色、纹形4方面的变化，其要点可概括为：三关测轻重，浮沉分表里，红紫辨寒热，淡滞定虚实。

一、三关测轻重

小儿示指按指节分为三关：示指第一节（掌指横纹至中间横纹之间）为风关，第二节（中间横纹至远侧横纹之间）为气关，第三节（远侧横纹至指端）为命关（图6-4-1）。

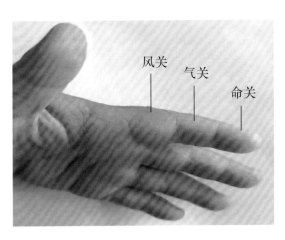

图6-4-1　指纹三关

小儿指纹的长短代表着病情的严重程度，正常人的指纹应是短小的。刘昉《幼幼新书·卷第二》三关锦纹第十二："《婴童宝鉴》辨三关锦纹……小而短者为平。"根据络脉在示指三关出现的部位，可以测定邪气的浅深，病情的轻重。滑寿《诊家要枢·小儿脉法》："小儿三岁……其他纹色，在风关为轻，气关渐重，命关尤重也。"由此可知：

指纹显于风关：是邪气入络，邪浅病轻，可见于外感初起。

指纹达于气关：是邪气入经，邪深病重。

指纹达于命关：是邪入脏腑，病情严重。

指纹直达指端（称透关射甲）：提示病情凶险，预后不良。

据现代研究，心气心阳虚衰和肺热病患儿，大多数指纹向命关延伸，这是由于重症会导致静脉压升高造成血液微循环障碍，使小静脉瘀而显露表现为指纹变长；静脉压愈高，指纹充盈度就愈大，也就愈向指尖方向发展。血虚患儿由于红细胞及血红蛋白减少，则指纹变淡。

二、浮沉分表里

1. 指纹浮而显露

为病邪在表，见于外感表证（图6-4-2）。因外邪袭表，正气抗争，鼓舞气血趋向于表，故指纹浮显。

2. 指纹沉隐不显

为病邪在里，见于内伤里证（图6-4-3）。因邪气内困，阻滞气血难于外达，故指纹沉隐。

大多数医家都是认为浮沉分表里，但根据临床实践，这样的分类并不是绝对的，因为指纹的隐显受到年龄大小、体质强弱、气候寒热和示指掌侧静脉的粗细、长短的影响。年龄越大，皮肤越粗厚，指纹多不显，体质壮实的患儿皮下脂肪多，指纹也不显；夏天炎热，指纹多显露；故"浮沉分表里"需要结合全身状况来判断。

三、红紫辨寒热

指纹的颜色变化，主要有红、紫、青、黑、白等。

1. 指纹偏红

属外感表证、寒证（图6-4-4），因邪正相争，气血趋向于表，指纹浮显，故纹色偏红。

2. 指纹紫红

属里热证（图6-4-5），《仙人水镜》云："丹红色是伤寒及食猛发壮热。"小儿发热不外乎外感或食伤，小儿的食积常常引起高热，由于宿食在内，停滞肠胃，而气失和降。因里热炽盛，脉络扩张，气血壅滞，故见紫红。

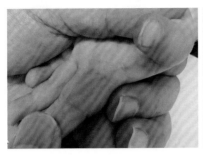

图 6-4-2　指纹浮

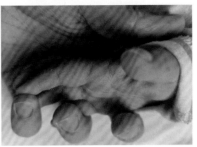

图 6-4-3　指纹沉

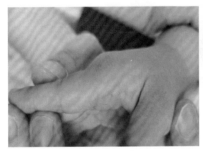

图 6-4-4　指纹偏红

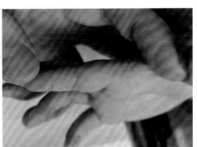

图 6-4-5　指纹紫红

3. 指纹青色

主寒证、疼痛、惊风（图 6-4-6）。小儿感受寒邪，由于寒气凝滞而使脉络血行瘀阻，血行不畅，气血凝滞指纹则会呈现青色。因痛则不通，或肝风内动，使脉络郁滞，气血不通，故纹色变青紫。

4. 指纹淡白

属脾虚、疳积（图 6-4-7）。疳积是指由于脾胃虚弱而使患儿消瘦、津液干枯的疾病。根据五色主病理论，白主虚证，气血化源不足，则血络充盈欠佳，故呈现纹色淡白。

5. 指纹紫黑

主痢，主恶候（图 6-4-8），提示寒湿在内或血络郁闭，病属重危。"紫黑色是腹中冷，或泻，或痢。"根据五色主病理论，黑色主寒、主痛，小儿寒湿在肠胃发为痢疾；或因邪气亢盛，心肺气衰，脉络瘀阻，而见纹色紫黑。

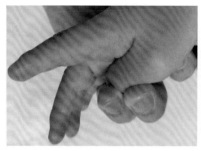
图 6-4-6　指纹青色

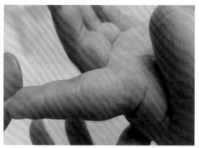
图 6-4-7　指纹淡白

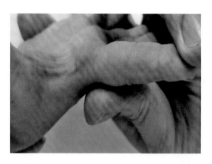
图 6-4-8　指纹紫黑

　　《四诊抉微》云："紫热红伤寒，青惊白主疳。"小儿指纹颜色标志着疾病
的性质及病情的轻重。"病盛色能加变……越黄红之色，红盛作紫，又成红紫
之色，紫盛作青，又有紫青之色，青盛作黑，又有青黑之色，至于纯黑之色
者，不可得而疗治之也。"由此可知，指纹色深暗者，多属实证，是邪气有余；
纹色浅淡者，多属虚证，是正气不足。

四、淡滞定虚实

　　淡滞是与静脉中的血液浓度有关系，凡指纹活动流畅即为淡，如推之滞
涩不活，流动不畅为滞；《幼幼集成》中认为纹淡而流畅属于虚证，纹色滞而
不活属于实证。

1. 指纹淡

　　纹浅淡而纤细者，多属虚证（图 6-4-9）。因气血不足，血液稀薄，推之
流畅，脉络不充所致。

2. 指纹滞

纹浓滞而增粗者，多属实证（图 6-4-10）。因邪正相争，体质壮实，营血充盈，气血壅滞所致。指纹的淡滞与寒热有关，一般纹色淡多为寒，纹色滞多为热。

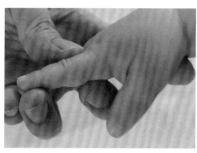 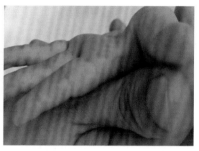

图 6-4-9　指纹淡　　　　　图 6-4-10　指纹滞

第七章

微观望诊

辨证论治是中医认识和治疗疾病的基本原则，传统中医辨证属于宏观辨证，通过对望闻问切等获取的资料进行分析和判断，进而明确患者的证型，辨证是正确治疗疾病的前提和基础。然而，在宏观层面对疾病进行辨证，具有一定的主观性、经验性、局限性和模糊性，不足以展现疾病的全部特征。微观辨证由中国科学院院士沈自尹教授1986年首次提出，通过现代科学技术对中医的"证"进一步延伸及扩展，在细胞、亚细胞乃至分子层面阐释中医证型实质的微观辨证理论由此产生，其客观化、精准化的特点一定程度上弥补了传统中医辨证的不足。合理利用微观辨证指导临床是中医现代化发展的必经之路，也是中西医结合划时代的显著标志。而亚微观辨证借助电子胃镜、电子肠镜、冠状动脉造影等现代检查手段直接或间接观察病位，从微观层面探究疾病、证候的本质特征，弥补了宏观辨证中"司外揣内"的局限性，实现了望诊的延伸。

望胃镜像

胃镜作为现代中医望诊的延伸工具，可直观展现胃黏膜的形态变化。研究发现，胃镜像表现与中医辨证具有一定的相关性，胃镜像可以作为临床辨证的辅助依据，提高辨证的准确性，可为无临床症状患者的辨证论治提供参考。故将其作为中医诊断的研究内容，补充并应用于中医微观辨证学中，具有一定的临床实用价值与现实意义。下面有几个典型的胃镜图像分析。

一、肝胃不和证

临床表现 胃脘胀痛或灼痛，两胁胀满不适或疼痛，嗳气，症状因情绪因素诱发或加重，或见心烦易怒，反酸，口干，口苦，大便干燥。舌质淡红或红，苔白或黄，脉弦或弦数。

胃镜特点 多见胆汁反流，亦可见黏膜轻度萎缩、黏膜白相、出血点和结节（图7-1-1）。

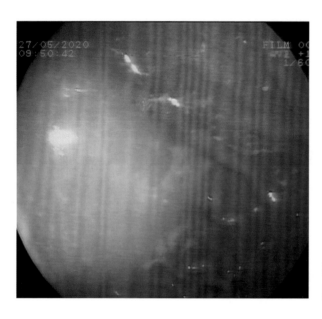

图 7-1-1

肝胃不和证胃镜表现

二、脾胃湿热证

临床表现　脘腹痞满或疼痛，身体困重，食少纳呆，口苦、口臭，精神困倦，大便黏滞或溏滞。舌质红，苔黄腻，脉滑或数。

胃镜特点　与胃黏膜糜烂、黏膜粗糙密切相关（图7-1-2）。

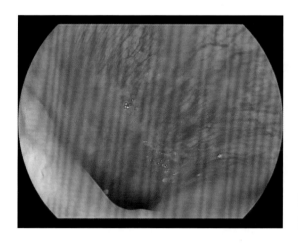

图7-1-2
脾胃湿热证胃镜表现

三、脾胃虚弱证

临床表现　胃脘胀满或胃痛隐隐，餐后加重，疲倦乏力，纳呆，四肢倦怠，大便溏薄。舌脉：舌淡或有齿痕，苔薄白，脉虚弱。

胃镜特点　多见胃黏膜轻中度萎缩、黏膜白相及血管透见，亦见黏膜粗糙、充血（图7-1-3）。

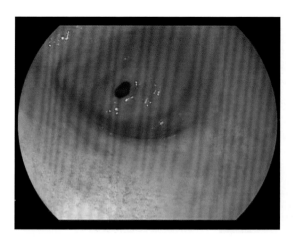

图7-1-3
脾胃虚弱证胃镜表现

四、胃阴不足证

临床表现 胃脘灼热疼痛，胃中嘈杂，似饥而不欲食，口干舌燥，大便干结。舌红少津或有裂纹，苔少或无，脉细或数。

胃镜特点 见于胃黏膜中重度萎缩，伴增生、血管透见和红斑渗出（图7-1-4）。

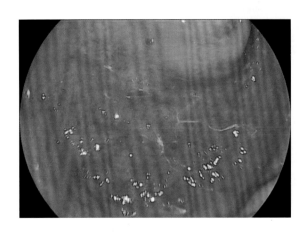

图 7-1-4
胃阴不足证胃镜表现

五、胃络瘀血证

临床表现 胃脘痞满或痛有定处，胃痛日久不愈，痛如针刺。舌质暗红或有瘀点、瘀斑，脉弦涩。

胃镜特点 多见黏膜粗糙不平、颗粒增生，亦见肠上皮化生、不典型增生（图7-1-5）。

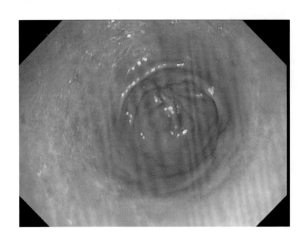

图 7-1-5
胃络瘀血证胃镜表现

望结肠镜像

结肠镜观察可作为中医望诊的延伸，扩大中医的望诊视野。研究表明，结肠镜下的黏膜表现与中医证型存在密切联系，观察分析镜下的黏膜表现，可丰富中医望诊的内容，可作为辨证分型的客观化指标，有助于更加准确地辨证分型。

一、大肠湿热证

临床表现　腹泻、便下黏液脓血，腹痛、里急后重，肛门灼热，腹胀，小便短赤，口干、口苦。舌质红，苔黄腻，脉滑。

肠镜特点　内镜下黏膜色泽多为深红、紫暗，病灶以大面积溃疡为主，亦可见水肿、糜烂粗糙颗粒样或杵状增生样改变，与创面接触后可出血，回肠末端黏膜多光滑，在行肠镜检查过程中绝大多数患者无肠激惹表现，病变范围多累及左半结肠，病情程度多为中度活动或轻度活动（图 7-2-1）。

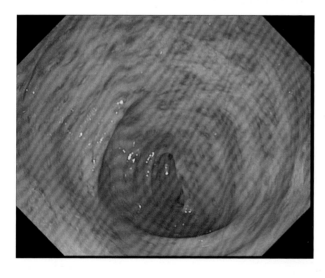

图 7-2-1
大肠湿热证肠镜表现

二、热毒炽盛证

临床表现 便下脓血或血便、量多次频、腹痛明显，里急后重，腹胀、发热、口渴、烦躁不安。舌质红，苔黄燥，脉滑数。

肠镜特点 内镜下黏膜多为紫暗色，病灶为大面积溃疡，见自发性出血，或接触后易出血，回肠末端黏膜光滑，肠镜检查过程中多数患者不存在肠激惹表现，病变范围以左半结肠为主，病情程度多为重度活动（图7-2-2）。

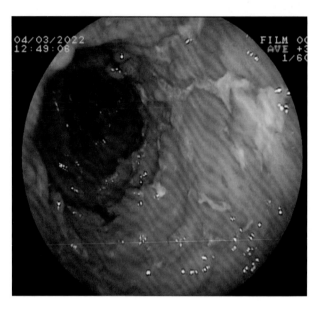

图 7-2-2

热毒炽盛证肠镜表现

三、脾虚湿蕴证

临床表现 黏液脓血便，白多赤少，或为白冻；腹泻便溏，夹有不消化食物，脘腹胀满，腹部隐痛，肢体困倦，食少纳差，神疲懒言。舌质淡红，边有齿痕，苔薄白腻，脉细弱或细滑。

肠镜特点 内镜下黏膜色泽多为淡红色，病灶以水肿、糜烂为主，可伴粗糙颗粒或杵状增生样改变，部分患者肠腔病变处接触后可出血，回肠末端黏膜光滑，多数患者行肠镜检查过程中不存在肠激惹表现，病变范围以左半结肠为主，病情以轻、中度活动者居多（图7-2-3）。

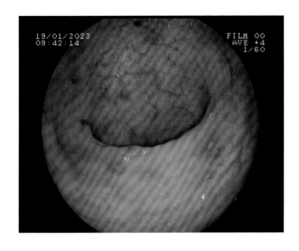

图 7-2-3

脾虚湿蕴证肠镜表现

四、寒热错杂证

临床表现 下痢黏液脓血，反复发作，畏寒怕冷，腹痛绵绵。肛门灼热，口渴不欲饮；饥不欲食。舌质红，或舌淡红，苔薄黄；脉弦，或细弦。

肠镜特点 镜下黏膜色泽部分以深红为主，部分以淡白为主，亦可见红白相间等表现，病灶表现以大面积溃疡及水肿、糜烂伴粗糙颗粒或杵状增生样改变居多，多数患者接触后无出血，回肠末端黏膜光滑，肠镜检查过程中多数患者不存在肠激惹表现，病变范围以左半结肠及直肠居多，病情程度以轻、中度表现为主（图 7-2-4）。

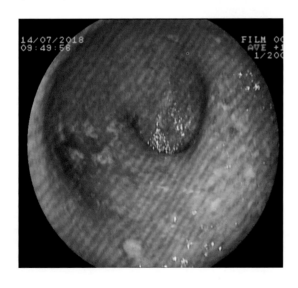

图 7-2-4

寒热错杂证肠镜表现

五、肝郁脾虚证

临床表现　情绪抑郁或焦虑不安，常因情志因素诱发大便次数增多，大便稀烂或黏液便；腹痛即泻，泻后痛减；排便不爽，饮食减少，腹胀、肠鸣。舌质淡红，苔薄白，脉弦或弦细。

肠镜特点　内镜下黏膜色泽以深红为主，亦可见淡红及紫暗色，病灶表现以水肿、糜烂为主，可伴粗糙颗粒或杵状增生样改变，接触后无出血，回肠末端黏膜多存在粗糙、水肿、充血，可见散在淋巴滤泡增生等表现，行肠镜检查时多数患者可见肠激惹表现，病情程度多为轻、中度活动（图7-2-5）。

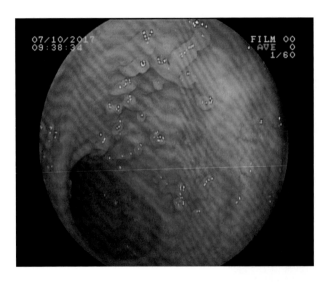

图 7-2-5
肝郁脾虚证肠镜表现

六、肾阳亏虚证

临床表现　久泻不止，大便稀薄，夹有白冻，或伴有完谷不化，甚则滑脱不禁；腹痛喜温喜按。腹胀、食少纳差，形寒肢冷，腰酸膝软。舌质淡胖，或有齿痕，苔薄白润，脉沉细。

肠镜特点　内镜下黏膜表现以淡红色为主，病灶以瘢痕、黏膜桥、假性息肉多见，接触后无出血，回肠末端黏膜光滑，多数患者肠镜检查过程中不存在肠激惹表现，由于病程较长，反复发作，故以广泛结肠者多见，病情程度多为缓解或轻中度活动（图 7-2-6）。

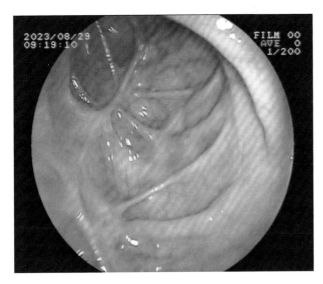

图 7-2-6
肾阳亏虚证肠镜表现

望冠状动脉造影

冠状动脉造影是目前公认的诊断冠心病的金标准，用冠状动脉造影对中医证候进行佐证，有助于阐明中医证候的实质，是对中医辨证规范化、科学化和中医现代化的有益探索。目前研究一般认为冠心病中医证型与冠状动脉病变支数和狭窄程度有一定相关性。

一、中医证型与冠状动脉病变支数的关系

研究表明证候表现为血瘀证和痰浊证的冠心病患者更容易发生冠状动脉多支病变，临床对辨证为痰浊、血瘀证，或兼证存在痰浊、血瘀的冠心病患者应予以重视。冠脉多支病变见图7-3-1。

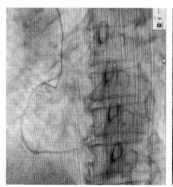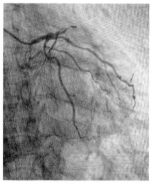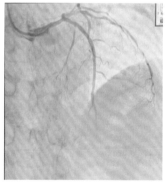

图 7-3-1 冠脉 3 支病变，左前降支介入治疗成功

二、中医证型与冠状动脉狭窄程度的关系

研究发现痰浊证和血瘀证与冠状动脉中、重度狭窄的相关性更强，故对临床辨证为痰浊、血瘀证或兼证有痰浊、血瘀证型的冠心病患者，应高度警

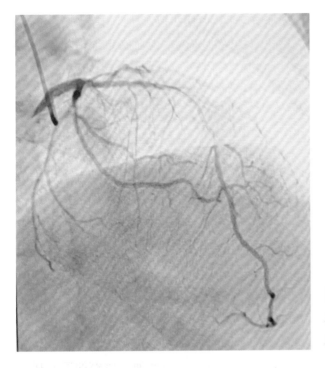

图 7-3-2
左前降支近段轻度狭窄，中远
段中度狭窄

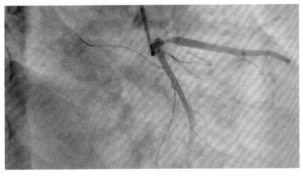

图 7-3-3
左前降支近段严重狭窄

惕冠状动脉严重狭窄的可能性。图 7-3-2 示左前降支近段轻度狭窄，中远段中度狭窄。图 7-3-3 示左前降支近段严重狭窄。

三、冠状动脉钙化的中医认识

冠状动脉钙化同步冠状动脉狭窄的患者（图 7-3-4），心脉痹阻为其病机，素体虚弱，心气无力，气血运行不畅，津液运行受阻，血滞而成瘀，津停而为痰，痰、瘀、血壅滞心脉，则病始生。即冠状动脉钙化同样符合胸痹心痛的"痰、瘀、虚"三大病理特征。研究表明，"痰、瘀、虚"中，"瘀"相关的证型最易发生冠状动脉钙化，钙化率均超过80%，心血瘀阻证钙化积分高于其他证型。

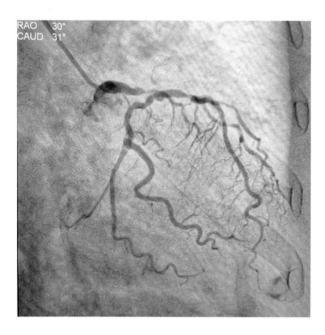

图 7-3-4
血管严重钙化，左侧前降支近中段严重狭窄，回旋支近端严重狭窄

第八章

脏腑病证望诊

心系病证望诊

心病的证候有虚实之分。虚证多由思虑劳神太过，或先天不足，脏气虚弱，久病伤心，导致心血虚、心阴虚、心气虚、心阳虚、心阳虚脱等证；实证多由痰阻、火扰、寒凝、气郁、瘀血等原因，导致心火亢盛、心脉痹阻、痰蒙心神、痰火扰神及瘀阻脑络等证。

心病之望诊，当以面、舌、神为要。

面部色泽由全身气血上荣而成，"十二经脉，三百六十五络，其血气皆上于面而走空窍"。心主血脉，面为心之华，因此面部的色泽能反映心血、心气的盛衰及其功能强弱。心气旺盛，血脉充盈，则面色红润光泽；心气、心血亏虚，则面色无华；心阴不足，则颧红；心阳不足，则面色㿠白或青紫；心脉痹阻，则面色晦滞；心火亢盛，则面色红赤；心阳暴脱之重症则可见面色苍白。

舌为心之苗窍，心血上荣于舌，舌的运动亦受心神支配，"心者生之本，形之君，至虚至灵，具众理而应万事者也。其窍开于舌，其经通于舌，舌者心之外候也。"舌象可反映心与心神的病变。心与心神机能正常，则舌体红活荣润，柔软灵活；若心气、心血不足，则舌淡；心阴不足，则舌红少津；心阳不足，则舌淡胖或紫暗；心火亢盛，则舌（尖）红赤或生疮；心血瘀阻，则舌紫暗或有瘀斑；心神受扰，则可见舌强、吐弄等。

心藏神，"所以任物者谓之心。"心统帅人体生命活动并主宰意识、思维等精神活动。人身之神有广义与狭义之分，心病之望诊理当同审。心为五脏六腑之大主，心神受损易伤一身之神，心病患者多望之少神或无神。而心神受扰，精神错乱，易出现痴呆、癫、狂、痫等表现。

此外，心在液为汗，还需观察汗液的情况，特别是病情危笃之际，可出现象征亡阳的淋漓冷汗和亡阴的油黏热汗。

根据五轮学说，目内外两眦及眦部血络属血轮，内应于心，因此在一定程度上能反映心脏的疾患。另外，根据一些现代研究，耳垂上出现折痕与冠心病的发生之间存在一定关系。

一、心血虚证

心血虚证指血液亏虚，心与心神失于濡养，以心悸、失眠、多梦及血虚症状为主要表现的虚弱证候。

临床表现　心悸，头晕眼花，失眠，多梦，健忘，面色淡白或萎黄，唇、舌色淡，脉细无力。

临床案例　胸痹，心血虚证。

患者，女，81岁，反复胸闷痛20年，加重半年，于2023年10月19日来诊。刻下症见：阵发性心前区闷痛感，常于活动后发作，每次持续时间1min，经休息后可自行缓解，伴心悸，疲倦乏力，纳可，寐差多梦，夜尿多，大便干结。辅助检查：心电图示① 窦性心律；② 心室内传导阻滞；③ ST 段（I、AVL、V4～V6）异常；④ T波（V3～V6）倒置。

望诊特征　少神，面色淡白少华，见图 8-1-1；唇、舌色淡，苔白腻，见图 8-1-2。

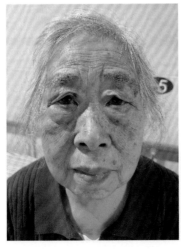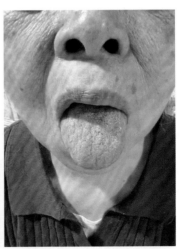

图 8-1-1　案例一（1）　　图 8-1-2　案例一（2）

<u>病证分析</u>　血能濡养、化神，患者病逾 20 载，营血暗耗，故望之少神，痼疾在心，心血亏虚不能上荣于头面，故见面色淡白少华，唇、舌色淡。由此辨证为心血虚证。

二、心阴虚证

心阴虚证指阴液亏损，心与心神失养，或阴不制阳，虚热内扰，以心烦、心悸、失眠及阴虚症状为主要表现的虚热证候。

临床表现　心烦，心悸，失眠，多梦，口燥咽干，形体消瘦，或见手足心热，潮热盗汗，两颧潮红，舌红少苔乏津，脉细数。

临床案例　心悸，心阴虚证。

患者，女，83 岁，心悸 10 年，于 2023 年 10 月 13 日来诊。刻下症见：心悸易惊，心烦，口干，夜寐不安，纳可，大便干，小便可。辅助检查：心电图示多发室性期前收缩，部分呈三联律。

<u>望诊特征</u>　少神，眼窠稍红，形体消瘦，见图 8-1-3；舌红少苔，见图 8-1-4。

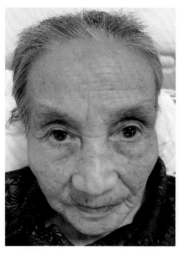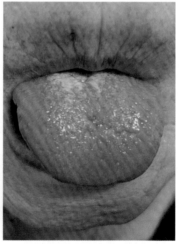

图 8-1-3　案例二（1）　　　图 8-1-4　案例二（2）

病证分析　患者年事已高，肝肾阴亏，累及于心。心阴亏虚，神失所养故少神；阴虚形体失养，故形体消瘦；心阴亏乏，虚火上炎，故眼窠稍红；舌失津液滋润，故舌色鲜红而少苔。由此辨证为心阴虚证。

三、心气虚证

心气虚证指心气不足，鼓动无力，以心悸、神疲及气虚症状为主要表现的虚弱证候。

临床表现　心悸，胸闷，气短，精神疲倦，或有自汗，动则诸症加重，面色淡白，舌质淡，脉虚。

临床案例　胸痹，心气虚证。

患者，男，75岁，胸闷、气促2年，加重1天，于2023年10月15日来诊。刻下症见：阵发性胸闷，常于活动后发作，每次持续时间5～15min，经休息可自行缓解，伴活动后气促，时有心悸，疲倦乏力，纳少，夜寐安，小便可，大便稍稀。辅助检查：冠状动脉造影示左前降支、回旋支、右冠状动脉等多支血管狭窄，最重处狭窄98%。

望诊特征　少神，面色淡白少华，唇有瘀斑，见图8-1-5；舌淡，可见瘀斑瘀点，边有齿痕，苔薄白，见图8-1-6。

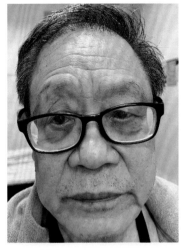 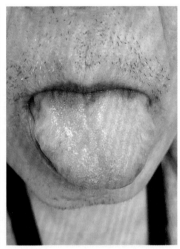

图8-1-5　案例三（1）　　　图8-1-6　案例三（2）

病证分析 气为生命之维系，患者年高气衰，又久病耗气，故而少神，气虚运血无力，气血不充，血不上荣，故少神、面色淡白少华、舌淡；心主血脉，心气虚运血无力，瘀血乃生，故见唇舌瘀斑瘀点，齿痕舌亦是气虚之象。由此辨证为心气虚证。

四、心阳虚证

心阳虚证指心阳虚衰，温运失司，鼓动无力，虚寒内生，以心悸怔忡、心胸憋闷或痛及阳虚症状为主要表现的虚寒证候。

临床表现 心悸怔忡，心胸憋闷或痛，气短，自汗，畏冷肢凉，神疲乏力，面色㿠白，或面唇青紫，舌质淡胖或紫暗，苔白滑，脉弱或结、代或迟。

临床案例 心衰，心阳虚证。

患者，女，76岁，反复胸闷痛20余年，加重伴气促3天，于2023年10月15日来诊。刻下症见：胸闷、呼吸困难，端坐呼吸，动则加剧，活动耐量明显下降，神疲乏力，偶咳少量白腻痰，下肢轻度水肿。纳少，寐差，小便少，大便尚可。辅助检查：N末端脑利纳肽前体为2550Pg/mL；床旁心电图示① 心房颤动，② R波上升不良（V2、V3、V4），③ 顺时针转向。

望诊特征 少神，面色㿠白，眼眶周围稍黑，见图8-1-7；舌淡胖，中有裂纹，苔水滑而白腻，见图8-1-8；痰白滑量多，下肢浮肿。

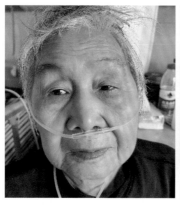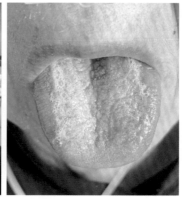

图8-1-7 案例四（1）　　图8-1-8 案例四（2）

病证分析　心以阳气为用，心阳有推动心脏搏动，温通全身血脉的作用。患者心病反复发作、迁延日久不愈，心阳虚耗，故而少神；心阳虚衰，虚寒内生，水湿不化，水饮内停，聚于舌则舌淡胖，苔滑白腻，迫于肺则生痰，痰白滑量多，趋于下则肢肿；心阳温运无力则血脉失充，故见面色㿠白；眼眶周围发黑亦为心肾阳虚，水饮内停之征。由此辨证为心阳虚证。

五、心火亢盛证

心火亢盛证指心火内炽，扰乱心神，迫血妄行，上炎舌窍，下移小肠，以发热、心烦、失眠、舌赤生疮、吐衄、尿赤涩灼痛及火热症状为主要表现的实热证候。

临床表现　发热，口渴，心烦，失眠，便秘，尿黄，面红，舌赤，苔黄，脉数有力。甚或口舌生疮、溃烂疼痛；或见小便短赤、灼热涩痛；或见吐血、衄血；或见狂躁谵语、神识不清。

临床案例　心悸，心火亢盛证。

患者，男，48 岁，心悸 2 个月，加重伴胸痛 3 天，于 2023 年 10 月 8 日来诊。刻下症见：时有心悸，左胸隐痛，烦躁不安，寐中易醒，多汗，口干渴欲饮，大便干结，小便黄，纳可。辅助检查：心电图示① 心房颤动；② 心率 123 次 /min。

望诊特征　少神，面色红，眼眶及口唇周围明显，口唇干红，见图 8-1-9；舌边尖稍红，中有裂纹，苔黄，见图 8-1-10。

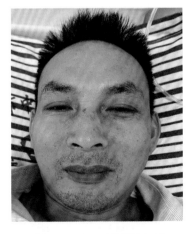 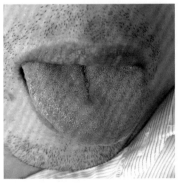

图 8-1-9　案例五（1）　　图 8-1-10　案例五（2）

病证分析 心为五脏六腑之大主，患者性情急躁易怒，肝气郁而化火，致心火炽盛，心神被扰而神气消减，火热炎上，故见面唇红、苔黄，舌边尖红候心肝火旺，火热伤津而唇干、舌生裂纹。由此辨证为心火亢盛证。

六、心脉痹阻证

心脉痹阻证指瘀血、痰浊、阴寒、气滞等因素阻痹心脉，以心悸怔忡、心胸憋闷疼痛为主要表现的证候。由于诱因的不同，临床又有瘀阻心脉证、痰阻心脉证、寒凝心脉证、气滞心脉证之分。

临床表现 心悸怔忡，心胸憋闷疼痛，痛引肩背内臂，时作时止，或以刺痛为主，舌质晦暗或有青紫斑点，脉细、涩、结、代；或以心胸憋闷为主，体胖痰多，身重困倦，舌苔白腻，脉沉滑或沉涩；或以遇寒痛剧为主，得温痛减，畏寒肢冷，舌淡苔白，脉沉迟或沉紧；或以胀痛为主，与情志变化有关，喜太息，舌淡红，脉弦。

临床案例 胸痹，瘀阻心脉证。

患者，男，92岁，反复胸闷痛10余年，于2023年10月12日来诊。刻下症见：时有胸闷痛，每次持续5min左右，偶伴心前区刺痛感，时有心悸，纳寐可，大便干结，小便调。辅助检查：心电图示① 心房颤动；② QT间期延长；③ 心率111次/min。

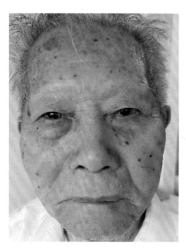

望诊特征 少神，面色晦暗，见图8-1-11；牙齿脱落，可见龋齿，舌质暗红，边有瘀斑，苔黄腻，见图8-1-12；舌下脉络曲张、瘀血，见图8-1-13。

病证分析 患者年逾九旬，元气已衰，心阳不振，运血无力，血行不畅，瘀血由生。心脉以通畅为本，心神以清明为要，瘀血阻滞心脉，心神失养，故而少神。瘀血内阻，血行迟缓，故面色晦滞、舌质暗红，舌边瘀斑、舌下络脉瘀血曲

图 8-1-11　案例六（1）

张亦为瘀血内阻之象，苔黄腻为痰瘀互结，郁而化热之征。由此辨证为瘀阻心脉证。

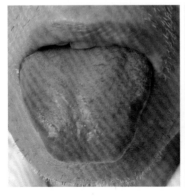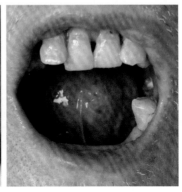

图 8-1-12　案例六（2）　　　图 8-1-13　案例六（3）

七、痰蒙心神证

痰蒙心神证指痰浊蒙蔽心神，以神志抑郁、错乱、痴呆、昏迷及痰浊症状为主要表现的证候，又名痰迷心窍（包）证。

临床表现　神情痴呆，意识模糊，甚则昏不知人；或神情抑郁，表情淡漠，喃喃独语，举止失常；或突然昏仆，不省人事，口吐涎沫，喉有痰声。并见面色晦暗，胸闷，呕恶，舌苔腻，脉滑等症。

临床案例　痫病，痰蒙心神证。

患者，男，70 岁，间发意识障碍伴四肢抽搐 1 月余，于 2023 年 10 月 18 日来诊。刻下症见：突发意识障碍 1 次，持续 4.5h，四肢抽搐，口吐白沫，左侧肢体活动不利，可拄拐缓慢行走，无法完成精细动作，偶咳，痰难咯出，纳寐一般，二便可。辅助检查：颅脑CT示右侧额顶颞叶低密度灶，脑软化灶？脑白质脱髓鞘变，脑萎缩。

望诊特征　少神，面色晦暗，表情淡漠，见图 8-1-14；左半身不遂，行动迟缓，需拄拐行走；舌暗红，舌边有瘀斑，伸舌左偏，苔黄滑腻，见图 8-1-15。

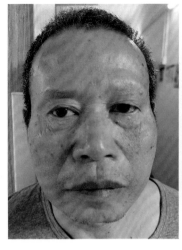
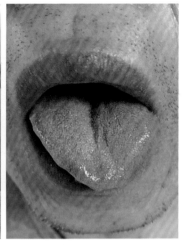

图 8-1-14　案例七（1）　　　图 8-1-15　案例七（2）

病证分析　患者嗜食肥甘厚味，脾胃受损，脾失健运，痰浊内生，上蒙心神。心主神志，痰浊蒙蔽心神，故见少神。痰浊上蒙，闭阻心神，则间发意识障碍、四肢抽搐、口吐白沫；痰浊内阻，清阳不升，浊气上泛，气血不畅，故面色晦暗；痰浊蒙蔽神明则表情淡漠；痰浊阻滞经络，气血不能濡养机体则半身不遂，阻滞舌络，则伸舌歪斜；痰常与瘀结，舌暗红有瘀斑、苔黄滑腻为痰瘀互结化热之兆。由此辨证为痰蒙心神证。

八、痰火扰神证

痰火扰神证指火热痰浊交结，扰闭心神，以狂躁、神昏及痰热症状为主要表现的实热证候，又名痰火扰心（闭窍）证。

临床表现　烦躁不宁，失眠多梦，发热，口渴，胸闷气粗，咯吐黄痰，喉间痰鸣；或神昏谵语；甚或狂躁妄动，打人毁物，不避亲疏，胡言乱语，哭笑无常；面红目赤，舌红，苔黄腻，脉滑数。

临床案例　中风，痰火扰神证。

患者，男，78 岁，右侧肢体乏力伴认知能力下降 9 年，于 2023 年 10 月 9 日来诊。刻下症见：右侧肢体乏力，行动迟缓，短期记忆力差，喜胡言乱语，急躁易怒，时有口角流涎，纳寐可，大便干，小便黄。辅助检查：颅脑CT 示① 双侧额叶、基底节区、放射冠区散在腔隙性脑梗死；② 脑萎缩。

望诊特征　少神，表情烦躁，面红，目赤，目眵较多，面颊可见网状红丝，见图 8-1-16；舌红，苔薄黄腻，有裂纹，少量剥落，见图 8-1-17。

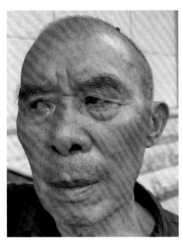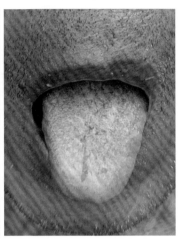

图 8-1-16　案例八（1）　　　图 8-1-17　案例八（2）

病证分析　患者性格长期急躁易怒，气郁化火，炼液为痰，痰火内盛。痰火内扰心神，故望之少神，表情烦躁；邪热内盛，热蒸火炎，则见面红目赤，面生红丝，目眵较多。苔黄腻为痰火内扰之征，舌生裂纹为津液已伤，苔剥为胃气已伤。由此辨证为痰火扰神证。

九、瘀阻脑络证

瘀阻脑络证指瘀血犯头，阻滞脑络，以头痛、头晕及血瘀症状为主要表现的证候。

临床表现　头晕、头痛经久不愈，痛如锥刺、痛处固定，或健忘，失眠，心悸，或头部外伤后昏不知人，面色晦暗，舌质紫暗或有斑点，脉细涩。

临床案例　头痛，瘀阻脑络证。

患者，男，54 岁，头痛 4 年，加重伴头晕 2 年，于 2023 年 10 月 5 日来诊。刻下症见：头部时有刺痛，后枕部为主，伴头晕，失眠多梦，纳可，二便调。

望诊特征　少神，面色晦暗，可见散在瘀点，唇有瘀斑，见图 8-1-18；舌淡红，边有瘀斑，苔薄黄，见图 8-1-19。

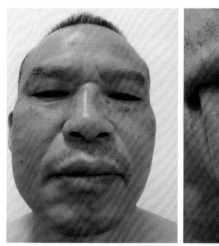 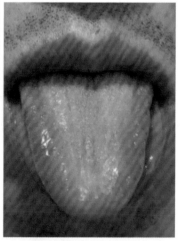

图 8-1-18　案例九（1）　　　图 8-1-19　案例九（2）

病证分析　患者久病入络，气血涩滞，瘀血阻滞，形神失养，故少神。瘀血阻于头面，则见面唇瘀点、瘀斑；面色晦暗、舌有瘀斑为瘀血内阻之征；苔黄为瘀血化热。由此辨证为瘀阻脑络证。

肺系病证望诊

"肺者五脏六腑之盖也"，肺居胸腔，在诸脏腑中，其位最高，故称"华盖"。肺叶娇嫩，不耐寒热，易被邪侵，故又称"娇脏"。肺上连气管、喉咙，开窍于鼻，合称"肺系"。

肺主气、司呼吸，吸清呼浊，吐故纳新，生成宗气，营运全身，贯注心脉，助心行血；肺又主宣发、肃降，通调水道，输布津液，宣散卫气，滋润皮毛，并主嗅觉和发声。

肺的病变主要反映在肺系，主要表现在呼吸功能失常，宣降功能失常，通调水道、输布津液失职，以及卫外机能不固等方面。临床以咳嗽，气喘，咳痰，胸痛，咽喉痒痛，声音变异，鼻塞流涕，或水肿等为肺病的常见症，其中以咳喘更为多见。

肺病的证候有虚、实两类。虚证多因久病咳喘，或他脏病变累及于肺，导致肺气虚和肺阴虚。实证多因风、寒、燥、热等外邪侵袭和痰饮停聚于肺而成，而有风寒犯肺、风热犯肺、燥邪犯肺、肺热炽盛、痰热壅肺、寒痰阻肺、饮停胸胁、风水相搏等证。

一、肺气虚证

肺气虚证指肺气虚弱，呼吸无力，卫外不固，以咳嗽无力，气短而喘，自汗等为主要表现的虚弱证候。

临床表现 咳嗽无力，气短而喘，动则尤甚，咳痰清稀，声低懒言，或有自汗、畏风，易于感冒，神疲体倦，面色淡白，舌淡苔白，脉弱。

临床案例 喘证，肺气虚证。

患者，男，67岁，气促、活动后加重10年，于2023年9月7日来诊。刻下症见：呼吸困难，动则气促；咳痰清稀，声低懒言，神疲体倦；面色淡白，舌淡苔白滑，脉弱。西医检查示：胸廓前后径增大，肋间隙增宽，肺部过清音，两肺呼吸音减弱。

望诊特征 面色淡白，口唇干燥，舌淡苔白滑，见图8-2-1。

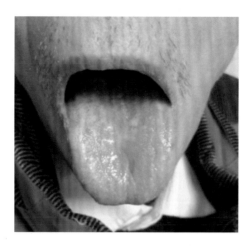

图8-2-1 案例十

病证分析 本证因久病咳喘，耗伤肺气所致。由于肺气亏虚，呼吸功能减弱，宣降无权，气逆于上，加之宗气生成不足，所以呼吸困难；动则耗气，肺气更虚，则气促；肺气虚，宗气衰少，发声无力，则声低懒言。肺虚，津液不得布散，聚而为痰，故吐痰清稀。面色淡白，神疲体倦，舌淡苔白，脉弱，均为气虚不能推动气血，机能衰减之象。

二、风寒犯肺证

风寒犯肺证指风寒侵袭，肺卫失宣，以咳嗽，咳稀白痰，恶风寒等为主要表现的证候。

临床表现 咳嗽，咳少量稀白痰，气喘，微有恶寒发热，鼻塞，流清涕，喉痒，或见身痛无汗，舌苔薄白，脉浮紧。

临床案例 感冒，风寒犯肺证。

患者，女，55岁，鼻塞流涕1周，于2023年9月14日来诊。刻下症见：鼻塞鼻痛，流清涕；气喘，恶寒发热，喉痒；过敏体质，舌淡红、苔薄白，边有齿痕，脉浮紧。西医检查示：鼻道充血，鼻中隔肥大，血糖和血脂偏高。

望诊特征 面色淡白，舌淡红、苔薄白，边有齿痕，见图8-2-2。

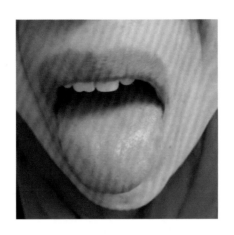

图 8-2-2　案例十一

病证分析　本证因风寒外邪，侵袭肺卫，致使肺卫失宣而成。鼻为肺窍，肺气失宣，鼻咽不利，则鼻塞、流清涕、喉痒。风寒袭表，卫阳被遏，不能温煦肌表，故见恶寒；卫阳抗邪，阳气浮郁在表，故见发热；舌苔薄白，脉浮紧，为感受风寒之征。

三、风热犯肺证

风热犯肺证指风热侵袭，肺卫失宣，以咳嗽，发热恶风等为主要表现的证候。

临床表现　咳嗽，痰少而黄，气喘，鼻塞，流浊涕，咽喉肿痛，发热，微恶风寒，口微渴，舌尖红，苔薄黄，脉浮数。

临床案例　咳嗽，风热犯肺证。

患者，女，59 岁，咳嗽反复发作半月，于 2018 年 1 月 17 日来诊。刻下症见：咳嗽，偶有哮鸣声，咳痰不爽，量少色黄，喉燥咽痛，恶风，身热，自觉心悸，唇色红，口角红肿开裂，二便正常，饮食睡眠可。舌色红，舌尖明显，舌边有点刺，舌苔薄黄，舌中部有黄偏苔。查体：双肺呼吸音增粗，未闻及啰音，心音正常，心界左移，心率 90 次 /min。

望诊特征　唇色红，口角红肿开裂。舌色红，舌尖明显，舌边有点刺，舌苔薄黄，舌中部有黄偏苔，见图 8-2-3。

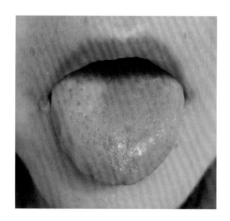

图 8-2-3　案例十二

病证分析　患者 1 月就诊，大气寒冷，而望诊见面部唇色红，口角红肿开裂，属热证，是因感受风寒，久而化热所致。口唇红赤，主实热证，见于外感热邪或脏腑阳热亢盛的病症，患者仍觉恶风，属于外感寒邪，郁久化热所致的风热证。望舌见舌色红，舌尖明显，提示上焦感受热邪，苔薄黄，中部见少量黄苔，较周围舌苔厚，患者痰少而黄，是因热邪灼液成痰所致。

四、痰热壅肺证

痰热壅肺证指痰热交结，壅滞于肺，肺失清肃，以发热、咳喘、痰多黄稠等为主要表现的证候。

临床表现　咳嗽，咳痰黄稠而量多，胸闷，气喘息粗，甚则鼻翼扇动，喉中痰鸣，或咳吐脓血腥臭痰，胸痛，发热口渴，烦躁不安，小便短黄，大便秘结，舌红苔黄腻，脉滑数。

临床案例　咳嗽，痰热壅肺证。

患者，男，59 岁，咳嗽咳痰半月，于 2023 年 8 月 7 日来诊。刻下症见：咳嗽，痰黄稠而量多，胸闷；发热口渴，烦躁易怒，面色稍黑；小便短黄，大便秘结，饮食睡眠尚可。舌红苔黄腻，脉滑数。西医检查示：咽部充血，左侧扁桃体二度肿大，X 线示肺纹理增粗、斑片状模糊阴影。

望诊特征　面色稍黑，舌红苔黄腻，见图 8-2-4。

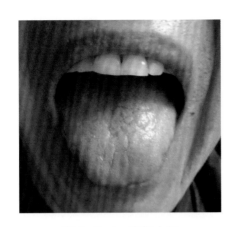

图 8-2-4　案例十三

病证分析　本证因邪热犯肺，肺热炽盛，灼伤肺津，炼液成痰，痰热互结，壅阻于肺所致。痰壅热蒸，肺失清肃，气逆上冲，故咳嗽气喘；痰热互结，随肺气上逆，故咳痰黄稠而量多；痰热内盛，壅塞肺气，则胸闷胸痛。里热炽盛，蒸达于外，故见发热；热扰心神，则烦躁不安；热灼津伤，则口渴，小便黄赤，大便秘结；舌红苔黄腻，脉滑数，为典型的痰热内盛之征。

五、燥邪犯肺证

燥邪犯肺证指外感燥邪，肺失宣降，以干咳痰少，鼻咽口舌干燥等为主要表现的证候。简称肺燥证。燥邪有偏寒、偏热的不同，而有温燥袭肺证和凉燥袭肺证之分。

临床表现　干咳无痰，或痰少而黏、不易咳出，甚则胸痛，痰中带血，或见鼻衄，口、唇、鼻、咽、皮肤干燥，尿少，大便干结，舌苔薄而干燥少津。或微有发热恶风寒，无汗或少汗，脉浮数或浮紧。

临床案例　咳嗽，燥邪犯肺证。

患者，男，69 岁，咳嗽、发热 4 天，于 2017 年 12 月 20 日来诊。刻下症见：咳嗽，咳痰，痰白或黄，胸闷，发热，咽干，咽痛，面部及身体皮肤干燥，面部干纹，纳差，二便正常，睡眠尚可。舌体瘦薄，舌淡红稍暗，舌上有裂纹，苔薄黄。查体：咽部充血，双肺呼吸音清，未闻及干湿啰音。

望诊特征 面中干纹，舌体瘦薄，舌体淡红稍暗，舌尖红，舌上有裂纹，苔薄黄。见图8-2-5。

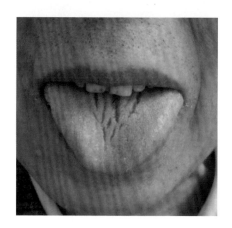

图 8-2-5　案例十四

病证分析 本患者属燥邪犯肺，肺津耗损，肺失滋润，清肃失职，故生咳嗽；燥邪伤津，清窍、皮肤失于滋润，则为口、咽干燥，皮肤干纹细纹明显，舌上裂纹，苔薄而干燥少津；舌体瘦薄，舌尖红，发热，咽部充血，可知为温燥。

脾胃病证望诊

脾胃共处中焦，经脉互为络属，具有表里的关系。脾升胃降，共同完成食物的消化吸收与输布，为气血生化之源、后天之本。《素问·灵兰秘典论》云："脾胃者，仓廪之官，五味出焉。"

脾与胃同居中焦，通过经脉相互络属而互为表里。脾在体合肉，主四肢，开窍于口，其华在唇。脾主运化、消化水谷并转输精微和水液，脾主升清，上输精微并升举内脏，脾喜燥恶湿；胃主受纳、腐熟水谷，胃主通降、以降为和，胃喜润恶燥。脾胃阴阳相合，燥湿相济，升降相因，纳运相助，共同完成饮食物的消化吸收及精微的输布过程，化生气血，以营养全身，故称脾胃为"气血生化之源""后天之本"。

脾病主要病理为运化、升清、统血功能的失常，常见症状有腹胀、便溏、食欲不振、浮肿、内脏下垂、慢性出血等。胃病主要病理为受纳、和降、腐熟功能障碍，常见症状有胃脘胀满或疼痛、嗳气、恶心、呕吐、呃逆等。

脾病的证候有虚、实之分。虚证多因饮食、劳倦、思虑过度所伤，或病后失调所致的脾气虚、脾阳虚、脾气下陷、脾不统血等证；实证多由饮食不节，或外感湿热或寒湿之邪，或失治、误治所致的湿热蕴脾、寒湿困脾等证。

一、脾气虚证

脾气虚证指脾气不足，运化失职，以食少、腹胀、便溏及气虚症状为主要表现的虚弱证候。

临床表现 不欲食，纳少，脘腹胀满，食后胀甚，或饥时饱胀，大便溏稀，肢体倦怠，神疲乏力，少气懒言，形体消瘦，或肥胖、浮肿，面色淡黄或萎黄，舌淡苔白，脉缓或弱。

临床案例　胃痞，脾气虚证。

患者，女，27岁，反复腹部胀满2年余，于2023年8月17日来诊。平素喜食甜食，2年前出现腹部胀满，一直未予诊治。刻下症见：上腹部胀满，食欲不振，进食后加重，按揉或得温后缓解，少气懒言，易疲惫，舌质淡，苔薄白，脉缓弱。胃镜检查示：胃窦糜烂，慢性非萎缩性胃炎。

望诊特征　神倦易疲惫，面色萎黄少华，双目少神，目光晦暗，舌质淡，苔薄白，见图8-3-1。

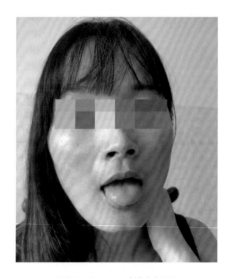

图8-3-1　案例十五

病证分析　患者为青年女性，平素嗜食甜食等食物，损伤脾胃；脾主运化，脾气虚弱，健运失职，散精无力，水湿不运，故可见腹部胀满，食欲不振，食后脾气愈困，故腹胀愈甚；望诊见神疲易疲惫、双目少神，目光晦暗，乃脾气虚，气血生化乏源，不能充达肢体、肌肉之象。气血不能上荣于面、舌，故面色萎黄少华，舌质淡。

二、脾不统血证

脾不统血证指脾气虚弱，不能统摄血行，以各种慢性出血为主要表现的虚弱证候，又名脾（气）不摄血证。

临床表现　各种慢性出血，如便血、尿血、吐血、鼻衄、紫斑、月经过多、崩漏，食少，便溏，神疲乏力，气短懒言，面色萎黄，舌淡，脉细无力。

临床案例　纳呆，脾不统血证。

患者，女，41岁，2023年9月6日来诊。纳差、食欲不振8年余。自诉8年前无明显诱因下出现纳差、食欲不振，详询月经史时自诉月经先后不定期，时有阴道流血。刻下症见：纳差，食欲不振，食后腹胀甚，伴有疲倦乏力、气短，月经不规律，间断少量阴道出血，腰酸，寐差。

望诊特征　身体瘦削，精神疲倦，双目无神，头发稀疏，缺乏光泽，面色萎黄，面颊处可见暗褐色斑点，舌淡暗，苔白，见图8-3-2，图8-3-3。

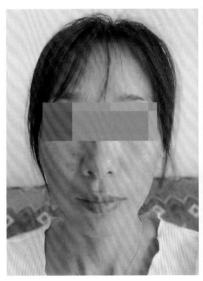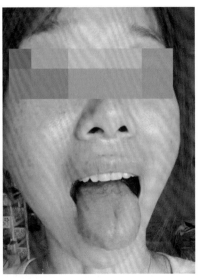

图8-3-2　案例十六（1）　　　图8-3-3　案例十六（2）

病证分析　因纳差、食欲不振求诊于脾胃科门诊，详询病史，患者月经不规律数年，间断阴道流血，气血经年累月丢失，致使脾胃虚损，中气不足，则血失统摄，气随血陷，冲任不固，则发为崩漏。脾气虚弱，运化失职，故食少纳差；化源亏少，气血不足，头面失于滋养，机能衰减，故见精神疲倦，双目无神，头发稀疏，缺乏光泽，面色萎黄，面颊处可见暗褐色斑点；气血不能上荣于舌，故见舌淡暗，苔白。

三、脾阳虚证

脾阳虚证指脾阳虚衰，失于温运，阴寒内生，以食少、腹胀腹痛、便溏等为主要表现的虚寒证候，又名脾虚寒证。

临床表现 食少，腹胀，腹痛绵绵，喜温喜按，畏寒怕冷，四肢不温，面白少华或虚浮，口淡不渴，大便稀溏，甚至完谷不化；或肢体浮肿，小便短少，或白带清稀量多，舌质淡胖或有齿痕，舌苔白滑，脉沉迟无力。

临床案例 腹痛，脾阳虚证。

患者，男，52岁，间断性腹痛2年，加重伴腹泻3天，于2022年8月12日来诊。患者诉2年前无明显诱因出现腹部疼痛，以进食生冷后尤甚，3天前进食凉菜后，腹痛加重，伴有腹泻，泻后疼痛减轻。刻下症见：腹部疼痛，纳谷不馨，恶心欲吐，倦怠乏力，腹泻（每天3～4次），舌体胖大湿润，质紫暗，苔白微腻，脉细迟。辅助检查：电子胃镜示胃角溃疡（A1）。

望诊特征 面容痛苦，面色淡白，唇甲苍白，舌体胖大湿润，舌质淡紫，苔白微腻，见图8-3-4。

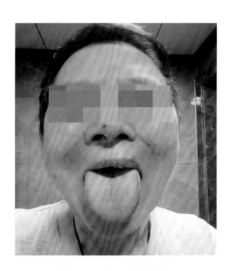

图8-3-4 案例十七

病证分析 患者长期因工作劳重，常食生冷，致使脾阳虚损，寒邪丛生，寒凝气滞，故见脘腹冷痛，怕冷且多穿衣，面容痛苦；脾胃虚弱，生化乏源，气血亏虚，则见周身虚软乏力；阳虚气血不荣，故面色淡白，唇甲苍白；脾阳虚衰，水湿不化，可见舌体胖大湿润，苔白微腻；气为血之帅，阳气亏虚，血行不畅，可见舌质紫暗之象。

四、湿热蕴脾证

湿热蕴脾证指湿热内蕴，脾失健运，以腹胀、纳呆、发热、身重、便溏不爽等为主要表现的湿热证候，又名中焦湿热证、脾经湿热证。

临床表现　脘腹胀闷，纳呆，恶心欲呕，口中黏腻，渴不多饮，便溏不爽，小便短黄，肢体困重，或身热不扬，汗出热不解，或见面目发黄、色鲜明，或皮肤发痒，舌质红，苔黄腻，脉濡数或滑数。腹部彩超提示：胆囊肿胀。

临床案例　胃痛，湿热蕴脾证。

患者，女，43岁，右上腹灼痛1周，于2023年7月17日来诊。1周前因进食油腻食物后出现右上腹灼痛，初起疼痛尚能忍受，逐渐加重。刻下症见：右上腹灼痛，厌油腻，伴有口苦，身热不扬，小便短赤，大便黏腻不爽，近2日未解。舌体胖大，舌质暗紫，苔黄厚腻，脉滑数。

望诊特征　周身萎靡，疼痛致痛苦面容，面色暗沉少华，唇色暗红偏干燥，舌体胖大满口，色淡红，苔黄厚腻，见图8-3-5。

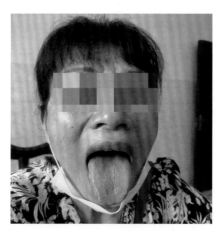

图 8-3-5　案例十八

病证分析　本例患者进食油腻食物后出现上腹部灼痛，肥甘厚腻酿成湿热，内蕴脾胃；湿热阻滞中焦，纳运失健，升降失常，气机阻滞，故见腹部灼热疼痛，疼痛所致面容痛苦；湿热交结，热蒸于内，湿泛肌肤，阻碍经气，气化不利，则为周身萎靡；脾喜燥恶湿，为湿邪所困，运化失常，气血不能上荣于面，故面色暗沉少华；热邪蕴内，伤其津液，唇色红偏于干燥；水湿不运，泛溢舌面，可见舌体胖大；湿热蕴脾，上蒸于口，则见舌苔黄厚腻。

五、寒湿困脾证

寒湿困脾证指寒湿内盛，困阻脾阳，脾失温运，以纳呆、腹胀、便溏、身重等为主要表现的寒湿证候，又名湿困脾阳证、寒湿中阻证、太阴寒湿证。

临床表现　脘腹胀闷，口腻纳呆，泛恶欲呕，口淡不渴，腹痛便溏，头身困重，或小便短少，肢体肿胀，或身目发黄，面色晦暗不泽，或妇女白带量多，舌体淡胖，舌苔白滑或白腻，脉濡缓或沉细。

临床案例　泄泻，寒湿困脾证。

患者，女，62岁，2023年6月21日初诊。反复腹泻2年，加重2天。2年前因饮食不节后出现反复性腹泻，日行3~4次，每因进食生冷油腻而诱发，曾多次就诊于当地医院，行电子结肠镜检查及相关理化检查均未见明显异常，诊断为慢性功能性腹泻，给予蒙脱石散治疗，症状时轻时重。2天前因淋雨后症状加重，遂来诊。刻下症见：排便次数增多，日行4~5次，水样便，小腹畏寒隐痛，肠鸣音亢进，恶心欲呕，脘闷食少，夜寐欠安。舌淡紫，苔白厚腻，脉浮滑。

望诊特征　精神疲倦，面色、唇色淡白无华，双目乏神，畏寒，衣着较厚，舌体胖大，色淡紫，苔白厚腻，见图8-3-6。

病证分析　患者平素饮食不节，喜食生冷，致脾胃受损，复感外邪，寒湿内盛，脾失健运，胃纳失司，水谷不化，清浊不分，故大便次数增多，水样便；望诊见神疲、双目乏神，乃脾为寒湿所困，气血化生不足，脏腑功能衰退所致；寒邪阻遏阳气，温煦失司，故见面色、唇色淡白无华，且畏寒、需添衣御寒；寒邪凝滞收引，故可见舌质淡紫；寒湿困脾，脾胃虚弱，运化失调，水湿泛溢于口，可见舌体胖大，苔白厚腻。

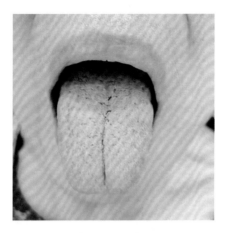

图 8-3-6　案例十九

六、胃热炽盛证

胃热炽盛证指饮食失节，长期过食肥甘，醇酒厚味，辛辣香燥，损伤脾胃，积热内蕴，化燥伤津，消谷耗液或胃火上炎，迫血妄行所表现出来的口疮、鼻衄或多食善饥，口渴，舌红，苔黄，脉数一类病证。

临床表现　口疮、鼻衄、牙龈红肿疼痛，出血，甚则溢出脓血，多食善饥，渴喜冷饮，口气热臭，大便干结，舌红，苔黄，脉数。

临床案例　口腔溃疡，胃热炽盛证。

患者，男，22 岁。2023 年 6 月 20 日初诊。口腔溃疡反复发作 2 余年，加重 3 天。患者平素喜食辛辣厚味之品，此次因过食辛辣起病。刻下症见：口腔布满溃疡，疮面边缘红肿甚，疼痛明显，咽痛，咽峡部及咽后壁脓点，咽部充血，牙龈肿疼，口舌干燥，喜冷饮，口中异味，食欲尚可，眠差，大便干，3～4 日一行，小便黄，手心热，微汗出，舌色鲜红苔薄黄，脉弦数。

望诊特征　口疮，疮缘红肿，咽部充血，牙龈肿胀疼痛，口舌干燥，大便干燥，尿少且黄，手心汗出，舌色鲜红，苔薄黄，见图 8-3-7，图 8-3-8，图 8-3-9。

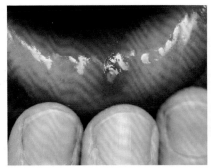
图 8-3-7　案例二十（1）

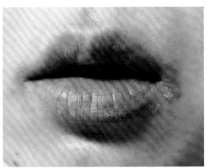
图 8-3-8　案例二十（2）

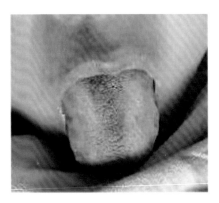
图 8-3-9　案例二十（3）

病证分析　患者平素喜食辛辣之品，导致胃中积热，日久热积化火，足阳明胃经环行口唇，且口为胃之门户，胃火炽盛循经上炎，故发为口疮，牙龈肿胀；热邪焮翻血络，故见疮缘红肿，咽部充血，舌色鲜红；热邪迫液外出，灼伤津液，故见手心汗出，口舌干燥，大便干燥，尿少且黄，苔亦薄黄。

肝胆病证望诊

肝位于右胁，胆附于肝，肝胆互为表里。肝开窍于目，在体合筋，其华在爪。足厥阴肝经绕阴器，循少腹，布胁肋，系目，上额，交巅顶。少腹、胸胁、头顶是肝经经脉循行反映于体表的重要区域。

肝的主要生理功能是主疏泄，其性升发，喜条达恶抑郁，能调畅气机，疏泄胆汁，促进胃肠消化，调节精神情志而使人心情舒畅，调节生殖功能而有助于女子调经、男子泄精。肝又主藏血，具有贮藏血液，调节血量的功能。

肝的病变主要反映在疏泄失常，气机逆乱，精神情志变异，消化功能障碍；或肝不藏血，全身失养，筋膜失濡，以及肝经循行部位经气受阻等多方面的异常。其常见症状有精神抑郁，烦躁，胸胁、少腹胀痛，头晕目眩，巅顶痛，肢体震颤，手足抽搐，以及目疾，月经不调，睾丸疼痛等。

肝病的常见证型可以概括为虚、实两类，而以实证为多见。实证多由情志所伤，使肝失疏泄，气机郁结；气郁化火，气火上逆；用阳太过，阴不制阳；阳亢失制，肝阳化风；或寒邪、火邪、湿热之邪侵犯肝及肝经，而有肝郁气滞证，肝火炽盛证，肝阳上亢证，肝风内动证，肝经湿热证，寒滞肝脉证等。虚证多因久病失养，或他脏病变所累，或失血，致使肝阴、肝血不足，而有肝血虚证，肝阴虚证等。

一、肝血虚证

肝血虚证指血液亏损，肝失濡养，以眩晕，视力减退，经少，肢麻手颤等及血虚症状为主要表现的虚弱证候。

临床表现　头晕眼花，视力减退或夜盲，或见肢体麻木，关节拘急，手足震颤，肌肉𫏋动，或为妇女月经量少、色淡，甚则闭经，爪甲不荣，面白无华，舌淡，脉细。

临床案例 眩晕，肝血虚证。

患者，女，47 岁，头晕 3 周余，曾服中西药物效果不显，于 2023 年 8 月 15 日来诊。刻下证见：足麻木，时有筋脉拘急，神疲乏力，平素纳差，食后腹胀，月经未行。舌质淡，舌体胖大有齿痕，苔白腻，脉细。

望诊特征 面部发黄，暗沉，有雀斑，口唇干燥，唇色淡白，见图 8-4-1。舌淡胖有齿痕，苔白腻，见图 8-4-2。

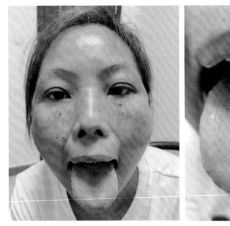 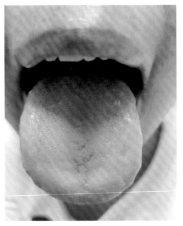

图 8-4-1 案例二十一（1） 图 8-4-2 案例二十一（2）

病证分析 患者乃因素体脾胃虚弱，血之生化乏源，加之工作劳累，熬夜，导致肝血虚不能上荣头，故头晕；肝血虚，肢体筋脉失养，故手足麻木，筋脉拘急；血虚不能按时充养冲脉，故月经不行；素体脾胃虚弱，故纳差、食后腹胀；脾虚生湿，故苔白稍腻；舌淡、脉细乃血虚之象。肝血虚证，是指肝血不足，肢体筋脉失养而出现的一系列症状，多由失血过多，或血之化源不足，以及久病耗伤肝血所致。

二、肝阴虚证

肝阴虚证指阴液亏损，肝失濡润，阴不制阳，虚热内扰，以头晕、目涩、胁痛、烦热等为主要表现的虚热证候，又名肝虚热证。

临床表现 头晕眼花，两目干涩，视力减退，或胁肋隐隐灼痛，面部烘热或两颧潮红，或手足蠕动，口咽干燥，五心烦热，潮热盗汗，舌红少苔乏津，脉弦细数。

临床案例 头痛，肝阴虚证。

患者，男，72岁。因长期患高血压（血压150～180/110～130mmHg），头昏头痛，不能安寐，口苦口干，左半身发麻，面赤如妆，就诊时血压180/120mmHg，左半身发麻无力，脸部抽动，头痛如裂。舌赤，舌体胖大，少苔，有裂纹，脉弦数。

望诊特征 体瘦颧红，两目干涩，口唇干枯，唇色绛紫，见图8-4-3。舌胖有裂纹，苔少，见图8-4-4。

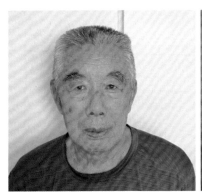 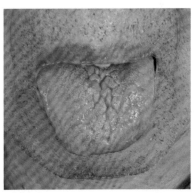

图8-4-3　案例二十二（1）　　图8-4-4　案例二十二（2）

病证分析 患者性格急躁易怒，肝气易郁，郁久化火，耗伤肝阴。望诊身体瘦弱，面部潮红，是肝阴虚，虚火上炎的表现；肝之气血上濡于目，当肝阴不足，头目失濡，故出现头晕眼花，两目干涩；口唇绛紫干燥，是火热炽盛，阴津不能濡养口唇所致；阴津亏损，舌体出现裂纹，苔少的表现。由此辨证为肝阴虚之证。

三、肝郁气滞证

肝郁气滞证指肝失疏泄，气机郁滞，以情志抑郁，胸胁或少腹胀痛等为主要表现的证候，又名肝气郁结证，简称肝郁证。

临床表现 情志抑郁，善太息，胸胁、少腹胀满疼痛，走窜不定。或咽部异物感，或颈部瘿瘤、瘰疬，或胁下肿块。妇女可见乳房作胀疼痛，月经不调，痛经。舌苔薄白，脉弦。病情轻重与情绪变化的关系密切。

临床案例 瘿瘤，肝郁气滞证。

患者，女，55岁。右侧甲状腺肿胀一月余，伴小腹不适，手麻肢痛。来诊时症见右侧甲状腺部有一乒乓球大肿块，质较硬，可随吞咽动作上下移动。今年8月份，因情绪紧张病情突然加重，于2023年9月来此就诊。问诊有胆囊炎和高血压病史。舌红，舌体胖大，苔黄腻，脉弦滑数。

望诊特征 形体消瘦，颈前隆起，肿块红色边界清晰，见图8-4-5。舌红，舌边有齿印，苔黄腻，见图8-4-6。

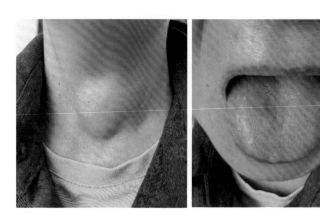

图8-4-5 案例二十三（1） 　图8-4-6 案例二十三（2）

病证分析 患者中年女性，平素饮食不调，情志不舒。喜食肥甘厚腻之品，入胃则阻碍脾之运化，不能化生精微，积于中焦，痰浊内生，症见下身困重、大便稀溏，苔腻，脉滑。情志不舒则气机郁滞，气郁则肝郁，肝郁乘脾，加重脾失健运，进而湿痰内壅，痰湿内阻，气郁则血行不畅，瘀血内生，气、痰、瘀久聚而化热，流注于胆经，随经脉循行至颈前，聚而成形，化瘿，故见舌红苔黄腻，脉滑数。

四、肝风内动证

肝风内动证泛指因风阳、火热、阴血亏虚等所致，以肢体抽搐、眩晕、震颤等为主要表现的证候。

根据病因病性、临床表现的不同，常可分为肝阳化风证、热极生风证、阴虚动风证和血虚生风证等。

（一）肝阳化风证

肝阳化风证指肝阳上亢，肝风内动，以眩晕，肢麻震颤，头胀痛，面赤，甚至突然昏仆、口眼歪斜、半身不遂等为主要表现的证候。

临床表现　眩晕欲仆，步履不稳，头胀头痛，急躁易怒，耳鸣，项强，头摇、肢体震颤，手足麻木，语言謇涩，面赤，舌红，或有苔腻，脉弦细有力。甚至突然昏仆，口眼歪斜，半身不遂，舌强语謇。

（二）热极生风证

热极生风证指邪热炽盛，热极动风，以高热、神昏、抽搐为主要表现的证候。本证在卫气营血辨证中归属血分证。

临床表现　高热口渴，烦躁谵语或神昏，颈项强直，两目上视，手足抽搐，角弓反张，牙关紧闭，舌质红绛，苔黄燥，脉弦数。

（三）阴虚风动证

阴虚风动证指肝阴亏虚，虚风内动，以眩晕，手足震颤、蠕动，或肢体抽搐等及阴虚症状为主要表现的证候。

临床表现　手足震颤、蠕动，或肢体抽搐，眩晕耳鸣，口燥咽干，形体消瘦，五心烦热，潮热颧红，舌红少津，脉弦细数。

（四）血虚生风证

血虚生风证指肝血亏虚，虚风内动，以眩晕，肢体震颤、麻木、瘙痒、拘急、眴动等及血虚症状为主要表现的证候。

临床表现　眩晕，肢体震颤、麻木，手足拘急，肌肉眴动，皮肤瘙痒，爪甲不荣，面白无华，舌质淡白，脉细或弱。

临床案例　中风，肝风内动证。

患者，男，56岁，半身不遂9个月，于2023年8月28日来诊。患者9个月前无明显诱因突然发现左侧肢体麻木，站立不稳，经头颅CT诊断为脑出血，在当地医院住院治疗后（具体治疗经过不详）左侧偏身麻木。现偏身瘫软不用，伴肢体麻木，感觉完全丧失，偏侧肢体强痉而屈伸不利。面红目赤，语言謇涩，口苦咽干，尿赤，便干。舌红苔黄，脉弦。

望诊特征　面红目赤，口唇干燥，唇色紫暗，口角歪斜，见图8-4-7。舌质红，舌苔黄而厚腻，见图8-4-8。

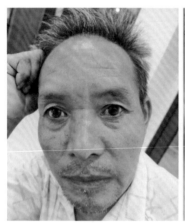 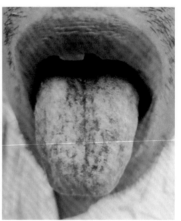

图8-4-7　案例二十四（1）　　图8-4-8　案例二十四（2）

病证分析　足厥阴肝经之脉络络舌本，风阳窜扰络脉，则语言謇涩；肝阴亏损，筋脉失养，则手足麻木；风动于上，阴亏于下，上盛下虚，故步履不正，行走飘浮，摇摆不稳；风痰窜扰脉络，患侧气血运行不利，弛缓不用，则致半身不遂，口眼歪斜；痰阻舌根，则舌体僵硬，不能语言。

五、肝胆湿热证

肝胆湿热证指湿热内蕴，肝胆疏泄失常，以身目发黄、胁肋胀痛等及湿热症状为主要表现的证候。常见于胁痛、阴肿、淋证、带下、黄疸等病证。

临床表现　渴喜冷饮，大便干，小便黄，烦躁，食欲减退，恶心呕吐，腹胀或者便溏，舌苔厚腻微黄，脉象濡数或濡缓。

临床案例　肝硬化，肝胆湿热证。

患者，男，40岁。自诉右胁肋胀满不适6个月。右胁肋胀满，乏力，烦躁易怒，口干苦，小便黄，有高血压、高血脂、高血糖病史。巩膜黄染，肤黄，右锁骨下见蜘蛛痣2颗，肝掌，肝肋下2cm可触及，质稍硬，肝区叩击痛，脾可触及。舌绛，苔薄微黄腻，脉滑。B超示肝大，早期肝硬化，脾稍大。

望诊特征　面暗颧红，目黄，口唇紫绀，舌红绛、苔黄腻，见图8-4-9。肝掌是在手掌大拇指和小指的根部的大小鱼际处皮肤出现片状充血，或是红色斑点、斑块，加压后变成苍白色，为慢性肝炎、肝硬化的重要标志之一，见图8-4-10。

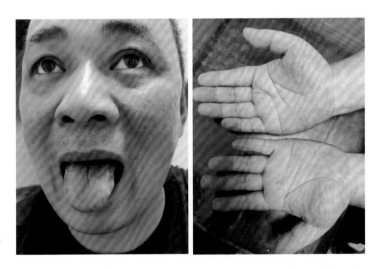

图8-4-9　案例二十五（1）　图8-4-10　案例二十五（2）

病证分析　患者嗜食酒肉，湿热蕴于中焦脾胃，阻滞肝胆，肝经不畅，故右胁肋胀满；湿热熏蒸肝胆，上犯于口，则口干苦，舌红，苔黄微腻；肝胆湿热，气滞血瘀则会出现大小鱼际与指腹发红，发为肝掌；湿热下注则见小便黄。

肾系病证望诊

肾位于腰部，左右各一，肾开窍于耳及二阴，在体为骨，生髓充脑，其华在发。《素问·六节藏象论》云："肾者主蛰，封藏之本，精之处也。"。

肾的主要生理功能是主藏精，主管人体生长、发育与生殖。肾内寄元阴元阳，元阴属水，元阳属火，为脏腑阴阳之根本，故称肾为"先天之本""水火之宅"。肾又主水，并有纳气的功能。肾性潜藏，肾的精气只宜封藏，不宜耗泄。

肾病的常见症状有腰膝酸软或痛，眩晕耳鸣，发育迟缓，智力低下，发白早脱，牙齿动摇，男子阳痿、早泄、遗精、不育，女子经少、经闭、不孕，以及水肿、二便异常、呼多吸少等。膀胱病的主要病机为贮尿、排尿功能失常，常见症状为小便频急涩痛、尿闭及遗尿、小便失禁等。

肾病多虚，多因禀赋不足，或幼年精气未充，或老年精气亏损，或房事不节，或他脏病久及肾等导致肾的阴、阳、精、气亏损。常见肾阳虚，肾虚水泛，肾阴虚，肾精不足，肾气不固等证。

一、肾阳虚证

肾阳虚证指肾阳亏虚，机体失却温煦，以腰膝酸冷，性欲减退，夜尿多为主要表现的虚寒证候，又叫元阳亏虚（虚衰）证，命门火衰证。

临床表现　头目眩晕，面色㿠白或黧黑；腰膝酸冷疼痛，畏冷肢凉，下肢尤甚，精神萎靡，性欲减退，男子阳痿早泄、滑精精冷，女子宫寒不孕，或久泄不止，完谷不化，五更泄泻，或小便频数清长，夜尿频多。舌淡，苔白，脉沉细无力，尺脉尤甚。

临床案例　淋证，肾阳亏虚证。

患者，男，72岁，小便余沥不尽10年余，于2023年9月13日来诊。刻下症见：食少纳呆，腰部酸楚疼痛，活动后加重，伴有全身浮肿，畏寒肢冷，面色黧黑，唇暗，口舌干燥，喜嗜辛辣和腌制食物，小便量少，尿次增多，夜尿2～3次，大便干，夜寐欠佳。舌质淡红中裂纹，舌苔薄、稍黄腻而润，脉沉弦。西医检查示：双肾无叩击痛；尿肌酐、尿素氮指标明显升高；房室早搏；高血压；肢体浮肿。

望诊特征　面色黧黑，唇暗，口舌干燥，全身浮肿，舌质淡红中裂纹，舌苔薄、稍黄腻而润，见图8-5-1。

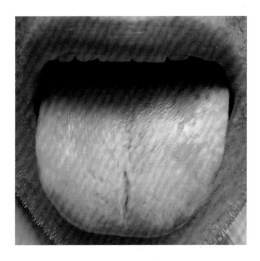

图8-5-1　案例二十六

病证分析　患者因素体阳虚，老年体衰，命门火衰，肾气不固，温煦失职，火不暖土，气化不津，故见小便量少，夜尿频多；又喜嗜辛辣和腌制食物，损伤肾脏升清降浊功能，引起全身浮肿，尿肌酐、尿素氮指标异常；肾阳虚惫，阴寒内盛，气血运行不畅，则面色黧黑；肾居下焦，肾阳失于温煦，不能温暖腰膝，故腰膝酸痛，畏冷肢凉，下肢尤甚；舌质正中属脾胃，脾主升清，胃主降浊，舌质得以滋润，肾阳亏虚，中焦气衰，真阴不能上呈，故见舌质裂纹；脾胃运化失常，湿热浊气停聚中焦，上蒸于舌面，故见舌苔黄腻而润；脉沉弦，为肾阳亏虚，气血郁滞之象。由此辨证为肾阳亏虚之证。

二、肾虚水泛证

肾虚水泛证指肾的阳气亏虚，气化无权，水液泛溢，以水肿下肢为甚，尿少，畏冷肢凉等为主要表现的证候。

临床表现 腰膝酸软，耳鸣，身体浮肿，腰以下尤甚，按之没指，小便短少，畏冷肢凉，腹部胀满，或见心悸，气短，咳喘痰鸣，舌质淡胖，苔白滑，脉沉迟无力。

临床案例 水肿病，肾虚水泛。

患者，女，49岁，四肢浮肿10年余，于2023年11月14日来诊。刻下症见：四肢浮肿10年余，用力按压，可见皮肤凹陷，生活久居潮湿环境，面色㿠白，眼睑浮肿，头晕眼花，偶见胸闷，运动后加重，耳鸣，迎风流泪，喜冷饮，畏寒肢冷，手麻木不仁，口不干，腹不胀，无汗出，遍身游走瘙痒，腰膝酸软，大便干稀不调，小便短少，时有便秘，夜寐欠佳，舌质淡胖边齿痕，舌苔薄白而滑。西医检查示：心源性水肿；左心扩大；肝肾囊肿；卵巢囊肿（已切除）；腰椎间盘突出；脂肪肝；高血压139/88mmHg（已服降压药）。

望诊特征 四肢浮肿，面色㿠白，眼睑浮肿，足胫部浮肿较明显，用力按压后，凹陷如泥，良久方复，见图8-5-2。舌质淡胖边齿痕，舌苔薄白而滑，见图8-5-3。

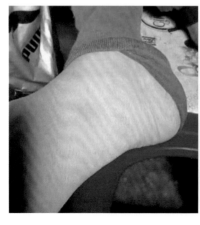 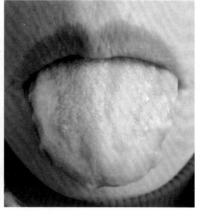

图8-5-2 案例二十七（1） 图8-5-3 案例二十七（2）

病证分析 患者久居潮湿环境，日久损伤肾阳，阳虚气化无权，水湿泛溢，故全身浮肿；肾居下焦，阳虚气化不行，水湿趋下，故腰以下肿甚，按之没指，小便短少；水气凌心，抑遏心阳，则心悸；阳虚温煦失职，故畏冷肢凉，腰膝酸冷；气化无权而水肿、尿少；按诊见四肢皮肤凹陷如泥，是肾虚水泛的典型表现；肺脾肾三脏功能虚衰，气化不利，水湿蕴藉于内，故舌质胖大边齿痕，舌苔薄白而滑；肾主水、司二便，小便短少，四肢浮肿，首责于肾，脉沉迟无力，均提示为肾阳亏虚，水湿内停之象。由此辨证为肾虚水泛之证。

三、肾阴不足证

肾阴不足证指肾阴亏损，失于滋养，虚热内扰，以腰酸而痛，遗精，经少，头晕耳鸣等为主要表现的虚热证候，又名真阴（肾水）亏虚证。

临床表现 腰膝酸软而痛，头晕，耳鸣，齿松，发脱，男子阳强易举、遗精、早泄，女子经少或经闭、崩漏，失眠，健忘，口咽干燥，形体消瘦，五心烦热，潮热盗汗，骨蒸发热，午后颧红，小便短黄，舌红少津、少苔或无苔，脉细数。

临床案例 喉痹，阴虚火旺证。

患者，男，23岁，扁桃体肿大3月余，于2023年8月7日来诊。刻下症见：扁桃体Ⅰ度肿大，会厌、咽峡局部充血，咽不痛，吞咽时有肿物感，皮肤出油，M型脂溢性脱发，平素思虑较重，喜食辛辣油腻，有熬夜和冶游史。形体消瘦，唇暗，口干咽燥，渴不喜饮，心烦多梦，心神不宁，乏力气短，心慌心悸，腰膝酸软，五心烦热，偶见遗精，夜间盗汗，小便量少色黄，尿次减少，舌尖红嫩有芒刺、边肿，舌苔少津，脉沉细数。西医检查示：扁桃体Ⅰ度肿大；焦虑症。

望诊特征 形体消瘦，M型脂溢性脱发，皮肤出油，见图8-5-4。唇暗，舌尖红嫩有芒刺、边肿，舌苔少津，见图8-5-5。

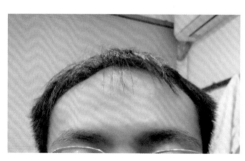
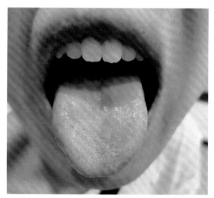

图 8-5-4　案例二十八（1）　　　　图 8-5-5　案例二十八（2）

病证分析　患者性格孤僻、焦虑，喜辛辣油腻，有熬夜和冶游史，肾阴亏损，虚热内生，致咽部充血肿大，故发喉痹；相火扰动，性功能亢进，则男子阳强易举，精关不固，而见遗精、早泄；齿为骨之余，肾之华在发，望诊见皮肤出油，前额 M 型脱发，是情欲妄动，房事不节，阴精内损，肾阴失滋日久的阴虚火旺证；虚火上扰心神，故心烦少寐；肾阴不足，失于滋润，则口燥咽干，形体消瘦；虚火内扰，则五心烦热，潮热盗汗，小便短黄，尿次减少；肾虚日久，阴病及阳，故出现乏力气短，心慌心悸等心肾虚衰之象。舌尖属心肺，思虑过重，心肝火盛，病情轻浅，故舌尖红嫩边肿；肾阴亏虚，又气郁生火，煎灼真阴，故舌苔少津，脉沉细数。由此辨证为阴虚火旺之证。

四、肾气不固证

肾气不固证指肾气亏虚，失于封藏、固摄，以腰膝酸软，小便、精液、经带、胎气不固等为主要表现的虚弱证候。

临床表现　腰膝酸软，神疲乏力，耳鸣失聪；小便频数而清，或尿后余沥不尽，或遗尿，或夜尿频多，或小便失禁；男子滑精、早泄；女子月经淋漓不尽，或带下清稀量多，或胎动易滑。舌淡，苔白，脉弱。

临床案例　遗尿，肾气不固证。

患者，女，75 岁，遗尿反复发作 20 余年，于 2021 年 4 月 7 日来诊。刻下症见：尿失禁反复发作，尿频尿急，尿余沥不尽，小便无明显热痛感，小便色稍黄，无尿血，伴有明显腰痛不适，平素贪凉饮冷，面色稍暗，偶见头晕头胀，食纳可，畏寒，入睡困难，多梦易醒，夜尿 5～6 次，带下清稀量多，大便干稀不调。舌质淡红偏暗，舌苔薄白，脉弦滑，双尺部无力。西医检查示：糖尿病；膀胱括约肌松弛；高血压 150/70mmHg（已服降压药）。

望诊特征 舌质淡红偏暗，舌苔薄白，见图 8-5-6。

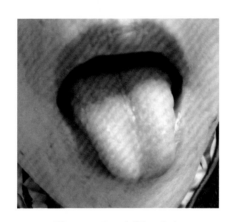

图 8-5-6 案例二十九

病证分析 患者老年体弱，肾气衰退，平素又贪凉饮冷，久病劳损，耗伤肾气，固摄无权，以致膀胱失约，则尿失禁反复发作，小便频数清长，尿后余沥不尽，夜尿频多；冲任之本在肾，腰间肾气不足，冲任气血郁滞，则腰部酸楚疼痛；肾气亏虚，下元亏虚，虚阳上越，神不守舍，则头晕头胀，入睡困难，夜寐易醒；肾气亏虚，带脉失固，则带下清稀量多。望诊见面部及身体皮肤颜色稍暗，是肾阳亏虚日久的水湿病证；舌质淡红偏暗，舌苔薄白，尺部脉弱无力均为肾气亏虚所致。

脏腑兼证望诊

　　人体是一个以五脏为中心，通过经络连接六腑、四肢百骸、五官九窍、皮肉筋骨脉等构成的有机整体。五脏之间有生克乘侮关系，脏腑之间有互为表里的关系。在进行辨证时，一定要从整体观念出发，不仅考虑一脏一腑的病理变化，还需注意脏腑间的联系和影响。

　　脏腑兼证，并不等于两个及以上脏腑证候的简单相加，而是在病理上存在着内在联系和相互影响的规律，如具有表里关系的脏腑之间，兼证较为常见；脏与脏之间的病变，可有生克乘侮的兼病关系；有的是因在运行气血津液方面相互配合失常，有的则因在主消化、神志、生殖等功能方面失去有机联系等。因此，辨证时应当注意辨析脏腑之间有无先后、主次、因果、生克等关系，这样才能明确其病理机制，从而辨证施治。

　　脏腑兼证在临床上甚为多见，其证候也较为复杂。这里重点介绍常见证型。

一、心肾不交证

　　心肾不交证指肾阴不足或心火扰动，使心阳与肾阴生理关系失调的病变，以心烦、失眠、多梦、心悸、遗精等为主要表现的证候。

　　临床表现　心烦，胸闷，心悸，夜寐不安，多梦，或精液自遗，精神疲乏，食欲不振，舌淡红，苔薄白，脉沉细数。

　　临床案例　失眠，心肾不交证。

　　患者，男，23岁，失眠半年余，于2023年8月23日来诊。刻下症见：夜不能寐，心烦，燥热，四肢内侧及背部长有淡红疹块，溃破后有淡黄色液体流出，瘙痒感不甚明显，腰酸乏力，遗精盗汗，精神疲惫，食欲不佳，大便稀溏，口舌干燥喜饮。舌色暗红，尖有芒刺，舌苔白润，根部有薄黄苔，脉沉细。

望诊特征 面色偏白，体型瘦弱，嘴唇干燥，上唇赤红，下唇稍白。舌色红，舌尖有芒刺，苔白润，根部有薄黄苔，见图8-6-1。

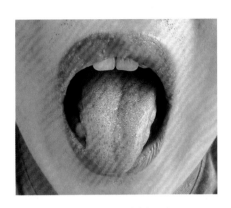

图8-6-1　案例三十

病证分析 患者心烦燥热，夜不能寐，身体多处长有斑疹，属心火妄动，热扰心神，故致心烦燥热，夜不安眠。"诸痛痒疮，皆属于心。"肺主皮毛，上焦热盛，故身出斑疹；又兼有腰酸乏力，遗精盗汗，噩梦连连，有肾阴不足，相火妄动之象。望诊见面部皮肤稍白，两颧稍赤，口唇颜色干燥暗红，上唇暗红，下唇稍淡，《望诊遵经》云："上唇赤，下唇白者，心肾不交也。"是上实下虚之证；舌暗红，尖有芒刺，是典型心火亢盛之象；舌尖属上焦心肺，心火亢盛，故舌尖红赤；舌苔白润，根部黄苔，意在下焦虚热。由此辨证为心肾不交之证。

二、心肾阳虚证

心肾阳虚证指心与肾的阳气亏虚，失却温运，以畏寒肢冷，心悸怔忡，肢体浮肿等为常见症的虚寒证候。

临床表现 心悸怔忡，形寒肢冷，肢体浮肿，小便不利，神疲乏力，腰膝酸冷，唇甲青紫，舌淡紫，苔白滑，脉弱。

临床案例 胸痹，心肾阳虚证。

患者，女，79岁，心悸、气促、面足浮肿半年余，于2021年12月28日来诊。刻下症见：心悸气短，活动量低，严重时伴有胸闷胸痛，腰酸无力，眼睑及下肢浮肿，日轻夜重，睡时不能平卧，食纳少，夜尿3～5次，大便稀溏，舌暗红，苔灰腻，脉弦促。体查：心界左移，频发早搏，心律不齐，HR＞85次/min。

望诊特征　面色蜡黄稍黑，体形偏胖，嘴唇干燥，唇稍白。舌色淡红，舌间有裂纹，苔灰黑，根部尤甚，见图8-6-2。

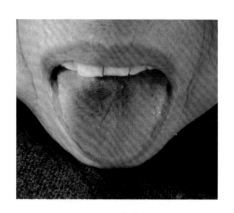

图8-6-2　案例三十一

病证分析　"无阳则阴无以生，无阴则阳无以化。"心阳气亏虚由心气血亏虚加重而来，故患者表现为心悸气短，面色蜡黄，唇舌色淡；心阳虚衰，日久及肾，肾阳亦虚，阳虚不能制水，水湿流溢，故肢体颜面浮肿；心为君火，肾为相火，二阳虚弱，阴寒内凝，故畏寒肢冷，血液瘀滞；舌淡红，苔薄白，是气虚不足，阳气匮乏的表现；泛有灰黑苔是阳虚寒湿、痰饮内停的特征。由此辨证为心肾阳虚证。

三、心脾两虚证

心脾两虚证指心血不足，脾气亏虚所表现的证候，以心悸失眠，面色萎黄，神疲食少，腹胀便溏和慢性出血为主要表现的证候。

临床表现　心悸怔忡，失眠多梦，眩晕健忘，面色萎黄，食欲不振，腹胀便溏，神疲乏力，或皮下出血，妇女月经量少色淡、淋漓不尽等。舌质淡嫩，脉细弱。

临床案例　心悸，心脾两虚证。

患者，女，63 岁，阵发性心悸伴紧痛 2 年余，于 2018 年 12 月 14 日来诊。刻下症见：白天阵发性心悸，睡后心前区紧痛，睡眠质量欠佳，精神疲惫，食欲不振，大便稀溏，舌质淡嫩，边有齿痕，苔白润，脉沉细无力。

望诊特征　面色黄白相间，体型稍胖，嘴唇干燥，唇舌淡红，边有齿痕，苔白润，见图 8-6-3。

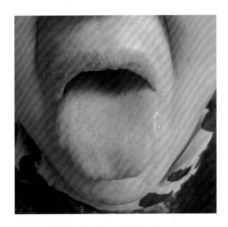

图 8-6-3　案例三十二

病证分析　患者心血不足，血不养心，心神不宁，故见心悸疼痛，面色黄白，睡眠不安，舌质淡嫩，脉沉细；脾气亏虚，失于运化，精微流失，气血津液生化乏源，故大便稀溏，食欲不振；脾气亏虚，津液代谢失常，故舌苔白润。

四、肺肾阴虚证

肺肾阴虚证指肺肾两脏阴液亏虚，虚火内扰，肺失清肃，以干咳、少痰、腰酸、遗精等为主要表现的虚热证候。

临床表现　咳嗽痰少，或痰中带血，或声音嘶哑，腰膝酸软，形体消瘦，口燥咽干，骨蒸潮热，盗汗，颧红，男子遗精，女子经少，舌红，少苔，脉细数。

临床案例　咳嗽，肺肾阴虚证。

患者，女，58 岁，咳嗽半月余，于 2017 年 12 月 21 日来诊。刻下症见：咳嗽反复，痰难咳出，咽干咽痒，两颧稍红，口干喜饮，腰酸乏力，夜晚燥热难眠。大便干，舌色暗红，舌苔薄黄，脉弦滑。西医检查示：痰液检查示支原体、衣原体阳性。

望诊特征　形体稍瘦，两颧潮红，唇舌暗红，舌苔薄黄，中根部较甚，见图 8-6-4。

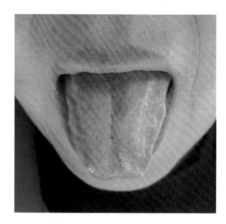

图 8-6-4　案例三十三

病证分析　患者形体消瘦，两颧潮红，是阴虚有热之体；咳嗽日久，口燥喜饮，是肺阴不足，热邪上犯，气道失润，肺失肃降所致。《黄帝内经》云："阴虚生内热。"夜晚潮热难眠，是肾阴不足，阴不敛阳，虚阳上扰之象。《素问·痿论》云："肾者，水藏也。今水不胜火，则骨枯而髓虚。"故有形体消瘦，腰酸乏力之症。舌暗红意在阴血不足而有热，苔薄黄少津，中根部较甚，旨在下焦有虚热。由此辨证为肺肾阴虚之证。

五、肝火犯肺证

肝火犯肺证指肝火炽盛，上逆犯肺，肺失肃降，以胸胁灼痛、急躁、咳嗽痰黄或咳血等为主要表现的实热证候。

临床表现　胸胁灼痛，急躁易怒，头胀头晕，面红目赤，口苦口干，咳嗽阵作，痰黄黏稠，甚则咳血，舌红，苔薄黄，脉弦数。

临床案例　咳血，肝火犯肺证。

患者，男，63 岁，咳血 3 月余，于 2023 年 8 月 7 日来诊。刻下症见：咳嗽阵作，痰中带血，烦躁易怒，面色暗红，白睛稍黄，边有血丝，口舌干燥喜饮，唇舌及四肢麻木，唇色暗红，大便干，小便正常，饮食睡眠可。舌色暗红略紫，舌苔黄而厚腻、稍滑。西医检查示：右上肺见斑片状高密度影，大小约 0.6cm×0.4cm；口咽部有 2cm×3cm 肿物；甲状腺结节 5 类；血压 160/100mmHg。

望诊特征　面色暗红，口唇干燥，白睛稍黄，边有血丝，唇色暗红。颈部有肿块突起，身体皮肤暗红，见图 8-6-5。舌色暗红略紫，舌苔黄而厚腻、稍滑，见图 8-6-6。

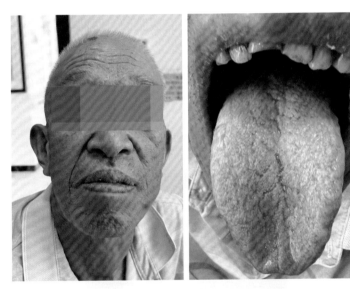

图 8-6-5　案例三十四（1）　图 8-6-6　案例三十四（2）

病证分析　患者性格急躁易怒，肝气易郁，郁久化火，上炎犯肺，损伤肺络，故致咳血。望诊见面部及身体皮肤颜色暗红，是肝火旺盛日久的实热证；白睛属肺为气轮，肝火上逆犯肺，肺失清肃，故白睛发黄兼见血丝；唇色深红干燥，是火热炽盛，伤及津液所致；火热灼津，炼液成痰，则痰热内生，舌苔黄厚而腻；舌尖属心肺，肺热壅盛，故舌尖红赤；气郁生火，灼津成痰，痰气凝结，结成痰核，故颈生肿物。由此辨证为肝火犯肺之证。

六、肝郁脾虚证

肝郁脾虚证指肝失疏泄，肝气郁结，脾失健运，消化功能减弱，以胸胁胀痛、腹胀、便溏等为主的证候。

临床表现　情绪低落，闷闷不乐，或时而烦躁易怒，胸胁胀痛，食少纳呆，脘腹胀闷，四肢倦怠，肠鸣矢气，带下量多，如涕唾不止，舌淡红，苔薄白或黄，脉弦细数。

临床案例　痞满，肝郁脾虚证。

患者，女，50岁，食少腹胀半月余，于2019年10月21日来诊。刻下症见：情绪低落，体倦乏力，口中乏味，脘腹胀满，两胁尤甚，大便稀溏，夜寐欠佳，舌色暗红，边有齿痕，舌苔薄黄，脉弦滑。

望诊特征　形体偏胖，稍浮肿，肤色淡白；唇舌暗红，边有齿痕，舌苔薄黄，两边较甚，见图8-6-7。

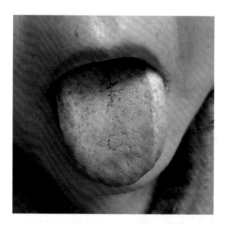

图8-6-7　案例三十五

病证分析　患者形体偏胖，面部皮肤紧绷，稍有浮肿之象，是脾虚水液失运，流溢身体之象；女性年过七七，月事近停，心生烦闷，肝气郁滞，循经而发，故两胁肋胀满尤甚；肝气郁滞，横逆犯脾，脾气更虚，清浊不化，故胃不能纳，肠不能吸，腹胀便溏随之而来；气为血之母，气郁则血停，故舌暗红；舌苔两边薄黄，意在肝胆气机郁滞有化热之象。由此辨证为肝郁脾虚证。

七、肝肾阴虚证

肝肾阴虚证指肝肾阴液亏虚，虚热内扰，以腰酸胁痛、眩晕、耳鸣、遗精等为主要表现的虚热证候。

临床表现　头晕目眩、目干、视物昏花或雀盲，齿摇发脱，耳鸣，五心烦热，失眠多梦，午后潮热，颧赤盗汗，肢体麻木，胁肋隐痛，筋脉拘急，抽搐，面色暗黑，毛发不荣，爪甲枯脆，形体消瘦，口燥咽干，失眠多梦，腰膝酸软，女子经少或经闭，男子遗精，舌红，少苔，脉沉弦数等。

临床案例　眩晕，肝肾阴虚证。

患者，女，67岁，头晕反复发作两年，加重一周，于2018年7月15日来诊。刻下症见：头晕，乏力，严重时只能平卧在床，伴有恶心呕吐，头痛，精神疲乏，两颧潮红，潮热汗出，手足心热，四肢肌肉关节常痉挛，腰酸乏力，下肢肿胀乏力，头发脱落严重，舌淡红，舌间有裂纹，苔薄白，脉弦滑。

望诊特征　形体浮肿肥胖，下肢肿胀，两颧潮红，当头汗出；唇色暗红、干燥，舌色淡红少津，中有裂纹，舌苔薄白，见图8-6-8。

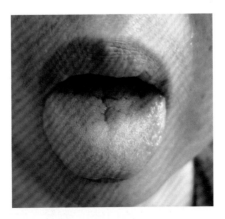

图 8-6-8　案例三十六

病证分析 "水肿证以精血皆化为水，多属虚败，治宜温脾补肾，此正法也……温补即所以化气，气化而痊愈者，愈出自然；消伐所以逐邪，逐邪而暂愈者，愈出勉强。此其一为真愈，一为假愈，亦岂有假愈而果愈者哉！"患者浮肿日久，久病多虚，肾气虚衰，气化失常。"肾者水脏，主津液"，久病伤肾，以致肾气虚衰，不能化气行水，遂使膀胱气化失常，开合不利，引起水液留于体内，泛滥肌肤，而成水肿。患者体形虚浮肥胖，身体乏力，下肢肿胀皆是由于肾气不足，不能化气行水所致；两颧潮红，潮热汗出，手足心热均是肾阴虚，虚热上扰之象。《黄帝内经》云："肾者，主蛰封藏之本，精之处也，其华在发，其充在骨。"故肾虚之人骨痛而发落，"腰为肾之府"，肾虚故腰酸无力不耐久行。"肝主筋。"肝血不足则筋脉失养，故四肢关节屈伸不利、痉挛疼痛。舌淡红少津，舌中有裂纹，苔薄白，说明体内津液匮乏，精血亏虚。由此辨证为肝肾阴虚之证。

八、脾肾阳虚证

脾肾阳虚证指脾肾两脏阳气虚衰，温煦、运化、固摄作用减弱，以下利清谷，泄泻滑脱或五更泄泻等为常见症的证候。

临床表现 腹中冷痛，形寒肢冷，腰膝酸软，肢体浮肿，甚则腹胀如鼓，久泻久痢或五更泄泻，下利清谷，小便不利，或夜尿频多，舌淡胖或边有齿痕，舌苔白滑，脉沉细无力。

临床案例 泄泻，脾肾阳虚证。

患者，男，64岁，腹泻4年余，于2017年12月14日来诊。刻下症见：大便每日2～3次，进食生冷后腹泻，大便呈清冷水泄，无腥臭；或在清晨4～5时腹痛伴泄泻；精神疲乏，眼睑浮肿，腰膝酸冷，性功能较差，食纳少，夜尿3～5次；舌淡红，苔白润，脉沉细。

望诊特征 面色蜡黄稍黑，体形中等，唇色暗红；舌色淡红，中有裂纹，舌苔白润，见图8-6-9。

病证分析 "肾者胃之关也，关门不利，故聚水而从其类也。上下溢于皮肤，故为胕肿。胕肿者，聚水而生病也。"肾阳不足，肾气失于固摄则夜尿频多；先天不足，后天失养，脾土不能运化水谷精微，在上则食少纳呆，在下则成飧泄之状；腰为肾之府，肾主生殖，肾气亏虚，阳气匮乏，故腰膝酸冷，性功能低下；脾胃为气血生化之源，脾虚则化源匮乏，故舌淡红；苔白润，是脾肾阳虚不化水湿之故；由此辨证为心肾阳虚证。

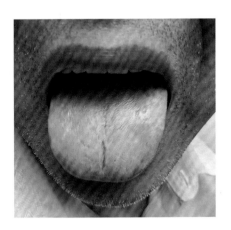

图8-6-9　案例三十七

参考文献

[1] 李灿东，方朝义.中医诊断学 [M].5 版.北京：中国中医药出版社，2021.

[2] 胡志希.中医诊断从入门到精通　全彩图文版 [M].长沙：湖南科学技术出版社，2022.

[3] 胡志希，刘燕平.中医诊断临床技能实训 [M].长沙：湖南科学技术出版社，2011.

[4] （清）汪宏.望诊遵经 [M].太原：山西科学技术出版社，2011.

[5] 朱文锋，袁肇凯.中医诊断学 [M].北京：人民卫生出版社，2011.

[6] 王鸿谟.察言观色 [M].北京：中国中医药出版社，1992.

[7] 李明珠，蔡媛媛，王艳萍，等."以常衡变"诊断原理及其在中医学的应用 [J].中华中医药杂志，2022，37（09）：5152-5154.

[8] 明·陈实功.外科正宗 [M].天津：天津科学技术出版社，1993：160.

[9] 陆德铭，陆金根.实用中医外科学 [M].2 版.上海：上海科学技术出版社，2010：162.

[10] 隋·巢元方.诸病源候论 [M].沈阳：辽宁科学技术出版社，1997：191-192.

[11] 清·余景和.外证医案汇编 [M].北京：中国中医药出版社，2015：134.

[12] 吴祥德，董守义.乳腺疾病诊治 [M].北京：人民卫生出版社，2000：14-22.

[13] 晋·葛洪.肘后备急方 [M].北京：中国中医药出版社，2016：104.

[14] 黄焰，张保宁.乳腺肿瘤实用外科学 [M].北京：人民军医出版社，2015：15-16.

[15] 清·沈志裕.外科片石居疡科治法辑要 [M].北京：中国中医药出版社，2016：11.

[16] 张文斌，王震.冠心病患者冠状动脉造影结果与中医证型相关性研究进展 [J].山东中医杂志，2021，40（5）：533-537.

[17] 李昕桐，周新旭，王凤荣．冠心病病变程度与中医证型相关性研究进展[J].山西中医，2023，39（12）：61-62.

[18] 曹林枝．基于数据挖掘探究胸部 CT、冠脉造影结果与冠心病中医证型分布的相关性 [D].南昌：江西中医药大学，2023.

[19] 宁迪．冠心病患者颈动脉斑块及冠脉钙化与中医证型的相关性研究 [D].成都：成都中医药大学，2018.